Chroniken der Legalisierung von Cannabis

Den Übergang vom Verbot zur Legalisierung verstehen und Nutzen und Risiken abwägen

Dorothy L. Adams

Hingabe

Für die unerschütterliche Unterstützung und grenzenlose Liebe meiner Eltern, die die festen Säulen waren, auf denen meine Träume ruhten. Ihre Ermutigung und Ihr Glaube an meine Reise waren die treibende Kraft hinter jedem Wort, das in diesem Buch geschrieben wurde.

An meine Gratulanten, deren Optimismus und aufmunternde Stimmen im Hintergrund meiner Schreibtage widerhallten und mir die nötige Motivation gaben, Herausforderungen zu meistern und Triumphe zu feiern. Ihr Glaube an meine kreativen Bemühungen war eine Quelle der Inspiration, die ich mit Stolz trage.

Und vor allem dem Allmächtigen, dem göttlichen Dirigenten der Schicksale, der mir die Gabe der Kreativität und die Möglichkeit gegeben hat, Geschichten zu erfinden. In Momenten der Einsamkeit und Unsicherheit war deine Führung mein Kompass, der mich durch das Labyrinth der Vorstellungskraft geleitet hat.

Mögen die Worte auf diesen Seiten ein bescheidenes Dankeschön an diejenigen sein, deren Liebe und Segen meinen Weg erleuchtet haben. Dieses Buch ist den beständigen Geistern der Familie, der Freundschaft und den göttlichen Kräften gewidmet, die unsere Geschichten prägen.

Inhaltsverzeichnis

Einführung

Cannabis, einst eine verteufelte und illegale Substanz, steht heute im Mittelpunkt eines globalen Wandels. "Chroniken der Legalisierung von Cannabis: Understanding the Shift from Prohibition to Legalization, Balancing Benefits and Risks" ist Ihr umfassender Leitfaden zu diesem beispiellosen Wandel in der gesellschaftlichen, rechtlichen und medizinischen Landschaft. Dieses Buch befasst sich mit der komplizierten Geschichte, der komplexen Wissenschaft und den sich entwickelnden rechtlichen Rahmenbedingungen rund um Cannabis und bietet eine ausgewogene Perspektive auf seine Vorteile und Risiken.

Von alten Zivilisationen, die die heilenden Eigenschaften von Cannabis nutzten, bis hin zu den modernen Debatten, die seinen Rechtsstatus geprägt haben, zeichnet dieses Buch die Reise von Cannabis durch Kulturen und Jahrhunderte nach. Sie werden die botanischen Feinheiten und chemischen Zusammensetzungen dieser bemerkenswerten Pflanze entdecken, die Rolle wichtiger Cannabinoide wie THC und CBD verstehen und das bahnbrechende Konzept des Entourage-Effekts kennenlernen.

Entdecken Sie die verschiedenen Methoden des Cannabiskonsums und ihre einzigartigen Auswirkungen auf den Körper sowie mögliche therapeutische Vorteile, die die Medizin revolutionieren könnten. Schmerzlinderung, Angstminderung und andere gesundheitliche Vorteile werden mit kritischem Blick untersucht, basierend auf wissenschaftlicher Forschung und realen Beweisen. Gleichzeitig scheuen wir uns nicht, die möglichen Risiken anzusprechen, von Atemproblemen bis hin zu kognitiven

Beeinträchtigungen und den Herausforderungen der Abhängigkeit.

Während die Legalisierung von Cannabis in Ländern mit jeweils eigenen Regulierungsrahmen voranschreitet, bietet dieses Buch einen tiefen Einblick in die unterschiedlichen Ansätze und ihre Auswirkungen. Besonderes Augenmerk wird auf die Erfahrungen Deutschlands gelegt, die den Weg vom Verbot bis zur hochmodernen Gesetzgebung von 2024 nachzeichnen. Wir diskutieren die Lehren von Vorreitern wie den USA und betonen die Notwendigkeit einer ausgewogenen Regulierung, einer wirksamen öffentlichen Aufklärung und sozialer Gerechtigkeit.

"Chroniken der Legalisierung von Cannabis" befasst sich auch mit dem kritischen Thema der Verhinderung des Zugangs Minderjähriger und bietet Strategien zum Schutz der Jugend in einer legalen Cannabisumgebung. Wir untersuchen die spezifischen Risiken des Cannabiskonsums während der Adoleszenz und geben Eltern und Betreuern Werkzeuge an die Hand, um eine offene Kommunikation und fundierte Entscheidungsfindung zu fördern.

Abschließend betont dieses Buch, wie wichtig kontinuierliche Forschung, internationale Zusammenarbeit und anpassungsfähige Strategien sind, um einen verantwortungsvollen und vorteilhaften legalen Cannabismarkt zu gewährleisten.

Egal, ob Sie Politiker, Gesundheitsexperte, Pädagoge, Elternteil oder einfach ein informierter Bürger sind, dieses Buch bietet wertvolle Einblicke in die dynamische Welt des legalisierten Cannabis. Tauchen Sie ein in diese Chroniken und entdecken Sie das nuancierte Gleichgewicht zwischen den Versprechen und Gefahren der Cannabislegalisierung. Gemeinsam können wir diese neue Ära mit Wissen, Vorsicht und Optimismus meistern.

Entschlüsseln Sie die Komplexität der Cannabislegalisierung mit "Chroniken der Legalisierung von Cannabis". Erlangen Sie das nötige Wissen, um die laufende globale Debatte zu verstehen und sich daran zu beteiligen. Kaufen Sie Ihr Exemplar noch heute und werden Sie Teil der informierten Community, die die Zukunft von Cannabis gestaltet.

Kapitel 1: Die Cannabispflanze

Der Anbau und die Verwendung von Cannabis lassen sich bis in die Antike zurückverfolgen. Es gibt Belege dafür, dass Cannabis bereits 10.000 v. Chr. in Regionen Zentralasiens, darunter dem heutigen China und Taiwan, angebaut wurde. Ursprünglich wegen seiner faserigen Eigenschaften angebaut, wurde Cannabis zu einem Grundnahrungsmittel in frühen Agrargesellschaften und lieferte Material für Textilien, Seile und Töpferwaren. Im Laufe der Zeit führte seine Vielseitigkeit dazu, dass es in verschiedene Aspekte des täglichen Lebens und der Kultur integriert wurde.

Im alten China spielte Cannabis eine zentrale Rolle in der Landwirtschaft und Medizin. Aufzeichnungen aus dem Jahr 4000 v. Chr. heben seine medizinischen Eigenschaften hervor. Das Sheng Nung Pen Ts'ao Ching, einer der ältesten pharmakologischen Texte, lobt Cannabis für seine therapeutischen Vorteile. In Indien hingegen hatte Cannabis, bekannt als "Ganja" oder "Bhang", einen heiligen Status und wurde in hinduistischen religiösen Texten wie den Veden prominent erwähnt. Es wurde eng mit dem Gott Shiva in Verbindung gebracht und in religiösen Ritualen und medizinischen Präparaten verwendet.

Als die Zivilisationen in der ganzen antiken Welt florierten, fand Cannabis seinen Weg in die Praktiken und Schriften prominenter Persönlichkeiten. In Griechenland beschrieb der berühmte Arzt Dioskurides seine medizinische Verwendung in "De Materia Medica", während in Rom Plinius der Ältere seine Wirksamkeit als Heilmittel für verschiedene Leiden erkannte. Mit der Ausbreitung des Islams verbreitete sich das Wissen über Cannabis weiter, wobei Gelehrte wie Avicenna seine therapeutischen Vorzüge in der gesamten islamischen Welt priesen.

Im Zeitalter der Entdeckungen gelangte Cannabis in neue Länder, als europäische Kolonialisten es in Amerika einführten. Indigene Kulturen nahmen Cannabis wegen seiner medizinischen und spirituellen Eigenschaften an und integrierten es in ihre Bräuche und Traditionen. In der Folge wurde Cannabis zu einem unverzichtbaren Handelsgut in den Kolonialwirtschaften und wurde in Regionen wie Indien, Afrika und der Karibik in großem Umfang angebaut.

Mit dem Voranschreiten der Gesellschaft in die Moderne wurde Cannabis zunehmend unter die Lupe genommen und reguliert. Trotz seiner langen Geschichte als Medizinprodukt wurde Cannabis im 20. Jahrhundert in vielen Teilen der Welt aufgrund von Bedenken hinsichtlich seiner psychoaktiven Wirkung kriminalisiert. In den letzten Jahrzehnten kam es jedoch zu einem Paradigmenwechsel, der zu einer zunehmenden Akzeptanz und Legalisierung von Cannabis für medizinische und Freizeitzwecke führte. Dieser Wandel hat Debatten über Regulierung, öffentliche Gesundheit und soziale Gerechtigkeit ausgelöst und die komplexe und sich entwickelnde Rolle von Cannabis in der Gesellschaft unterstrichen.

Im 20. Jahrhundert kam es in vielen Teilen der Welt zu einer deutlichen Verschiebung hin zur Kriminalisierung von Cannabis, die durch eine Kombination aus sozialen, politischen und wirtschaftlichen Faktoren vorangetrieben wurde. Dieser Wandel markierte eine Abkehr von jahrhundertealten Traditionen des Cannabisanbaus und -konsums und ersetzte diese durch strenge gesetzliche Rahmenbedingungen, die die Produktion, den Verkauf und den Konsum von Cannabis kriminalisierten. Mehrere Schlüsselfaktoren trugen zu diesem Wandel bei:

Im frühen 20. Jahrhundert spielten rassistische und kulturelle Vorurteile eine bedeutende Rolle bei der Dämonisierung von Cannabis. In den Vereinigten Staaten beispielsweise richtete sich die einwanderungsfeindliche Stimmung gegen mexikanische Einwanderer, die Cannabis mitbrachten, und bezeichnete es als "Marihuana". Die Assoziation des Cannabiskonsums mit diesen marginalisierten Gruppen schürte Ängste und Vorurteile und führte zu Forderungen nach einem Verbot.

Die Kriminalisierung von Cannabis wurde auch von politischen und wirtschaftlichen Interessen vorangetrieben. Industrien, die sich durch die Vielseitigkeit von Hanf, einer zur Fasergewinnung verwendeten Cannabissorte, bedroht fühlten, setzten sich für ein Verbot ein, um die Konkurrenz auszuschalten. Darüber hinaus sahen die Strafverfolgungsbehörden eine Gelegenheit, ihre Befugnisse und Budgets zu erweitern, indem sie gegen cannabisbezogene Straftaten vorgingen.

Moralische Panik rund um den Drogenkonsum, angeheizt durch sensationslüsterne Medienberichte und politische Rhetorik, trug zum Vorstoß für ein Cannabisverbot bei. Die Vorstellung, Cannabis sei eine "Einstiegsdroge" zu schädlicheren Substanzen, gewann an Bedeutung, obwohl es dafür nur wenige wissenschaftliche Belege gab. Die öffentliche Wahrnehmung änderte sich dahingehend, dass Cannabis als gefährliche Substanz angesehen wurde, die eine Bedrohung für das gesellschaftliche Wohlergehen darstellte.

Die Kriminalisierung von Cannabis wurde durch internationale Abkommen und Konventionen noch verstärkt. Das Internationale Opiumübereinkommen von 1925 beispielsweise stellte Cannabis unter internationale Kontrolle und ebnete damit den Weg für umfassende Verbotsbemühungen. Nachfolgende Verträge wie das Einheitsübereinkommen über Suchtstoffe von 1961 verstärkten die globale Prohibitionshaltung gegenüber Cannabis.

Falsche Informationen und Missverständnisse über die gesundheitlichen Auswirkungen von Cannabis trugen zu seiner Kriminalisierung bei. Frühe Studien, die den Cannabiskonsum mit psychischen Störungen und kriminellem Verhalten in Verbindung brachten, schürten Ängste vor den potenziellen Gefahren. Viele dieser Studien waren jedoch methodisch fehlerhaft oder voreingenommen, was zu einem verzerrten Verständnis der Risiken und Vorteile von Cannabis führte.

Als Folge dieser Faktoren nahmen im Laufe des 20. Jahrhunderts weltweit Gesetze zu, die Cannabis kriminalisierten. Die Strafen für Cannabis-bezogene Straftaten wurden immer strenger, was zu Masseninhaftierungen und unverhältnismäßiger Durchsetzung in marginalisierten Gemeinschaften führte. Trotz zunehmender Beweise für die Ineffektivität und die Schäden des Cannabisverbots blieb das Stigma rund um Cannabis bestehen, was es schwierig machte, fest verwurzelte Richtlinien und Einstellungen in Frage zu stellen.

Insgesamt spiegelt die Entwicklung hin zur Kriminalisierung von Cannabis im 20. Jahrhundert ein komplexes Zusammenspiel sozialer, politischer und wirtschaftlicher Kräfte wider. Sie unterstreicht die Machtdynamik und Eigeninteressen, die die Drogenpolitik und die Strafjustizsysteme geprägt haben, mit weitreichenden Konsequenzen für Einzelne und Gesellschaften gleichermaßen.

Botanische und chemische Zusammensetzung von Cannabis

Cannabis gehört zur Familie der Hanfgewächse und umfasst eine Gattung von Blütenpflanzen mit zwei Hauptarten: Cannabis sativa und Cannabis indica sowie Hybriden. Diese Pflanzen weisen unterschiedliche körperliche Merkmale wie Höhe, Blattmorphologie und Blütenstruktur auf. Cannabispflanzen durchlaufen ihren Lebenszyklus als einjährige Pflanzen innerhalb eines Jahres und durchlaufen dabei Stadien wie Keimung, vegetatives Wachstum, Blüte und Samenproduktion, wenn sie bis zur Reife ungepflückt bleiben.

Der Cannabisanbau erfolgt in unterschiedlichen Umgebungen, darunter im Innen- und Außenbereich sowie in kontrollierten Umgebungen wie Gewächshäusern. Optimale Wachstumsbedingungen erfordern eine sorgfältige Steuerung von Faktoren wie Beleuchtung, Temperatur, Luftfeuchtigkeit, pH-Wert des Bodens und Nährstoffgehalt, um eine robuste Pflanzengesundheit zu gewährleisten und die Cannabinoidproduktion zu maximieren.

In Bezug auf seine chemische Zusammensetzung enthält Cannabis eine Fülle bioaktiver Verbindungen, vor allem

Cannabinoide. Tetrahydrocannabinol (THC) und Cannabidiol (CBD) sind die bekanntesten Cannabinoide, die jeweils unterschiedliche Auswirkungen auf den menschlichen Körper haben. Während THC psychoaktiv ist und das euphorische "High" hervorruft, ist CBD nicht psychoaktiv und besitzt potenzielle therapeutische Eigenschaften. Neben THC und CBD wurden in Cannabis über 100 Cannabinoide identifiziert, die jeweils potenziell zu dessen Wirkung beitragen.

Terpene, aromatische Verbindungen, die in Cannabis und zahlreichen anderen Pflanzen vorkommen, tragen zur Komplexität ihres chemischen Profils bei. Verschiedene Terpenarten wie Myrcen, Limonen und Pinen bieten einzigartige Aromen und Düfte sowie potenzielle therapeutische Vorteile. Darüber hinaus besitzen Flavonoide, eine weitere Gruppe von Phytochemikalien, die in Cannabis vorkommen, antioxidative und entzündungshemmende Eigenschaften, die die Wirkung von Cannabinoiden und Terpenen ergänzen können.

Cannabis enthält auch andere bioaktive Verbindungen, darunter Phenole, Sterole und Fettsäuren, die zu seinen allgemeinen medizinischen Eigenschaften beitragen. Diese Verbindungen interagieren in Verbindung mit Cannabinoiden und Terpenen synergistisch und führen zu den vielfältigen Wirkungen, die beim Cannabiskonsum beobachtet werden. Das Verständnis der komplexen botanischen Aufschlüsselung und chemischen Zusammensetzung von Cannabis ist für Anbauer, Forscher und Konsumenten von entscheidender Bedeutung und beeinflusst Anbaupraktiken, Produktentwicklung und therapeutische Anwendungen. Laufende Forschung erweitert unser Wissen über die vielfältigen Verbindungen von Cannabis und ihren potenziellen therapeutischen Nutzen weiter.

Verschiedene Formen von Cannabis

Blütenknospen:

Die bekannteste Form von Cannabis sind die Blüten, also die getrockneten und ausgehärteten Blütenknospen der Cannabispflanze. Diese Blütenknospen können je nach Sorte in Aussehen, Aroma und Stärke stark variieren. Cannabisblüten können konsumiert werden, indem man sie in einem Joint, einer Pfeife oder einer Bong raucht oder sie mit einem Trockenkräuterverdampfer verdampft. Jede Sorte bietet ihre eigene einzigartige Kombination aus Cannabinoiden und Terpenen, was zu unterschiedlichen Wirkungen und Erfahrungen für den Konsumenten führt.

Konzentrate:

Cannabiskonzentrate sind hochwirksame Cannabisextrakte, die eine hohe Konzentration an Cannabinoiden enthalten. Es gibt verschiedene Arten von Konzentraten, darunter Haschisch, Wachs, Shatter und Öl. Diese Konzentrate werden normalerweise durch Dabben, Verdampfen oder Hinzufügen zu Joints oder Pfeifen konsumiert. Aufgrund ihrer hohen Wirksamkeit sind Konzentrate bei erfahrenen Anwendern beliebt, die intensive Effekte und schnelle Linderung der Symptome suchen.

Essbares:

Esswaren sind mit Cannabis angereicherte Lebensmittel und Getränke, die eine Alternative zum Rauchen oder Verdampfen von Cannabis darstellen. Zu den üblichen Esswaren gehören Kekse, Brownies, Bonbons, Schokolade, Gummibärchen und Getränke. Die Wirkung von Esswaren setzt im Vergleich zum Rauchen oder Verdampfen langsamer ein und dauert normalerweise zwischen 30 Minuten und 2 Stunden. Die Wirkung hält jedoch tendenziell länger an, was Esswaren zu einer beliebten Wahl für eine anhaltende Linderung von Schmerzen, Schlaflosigkeit und anderen Beschwerden macht.

Tinkturen:

Cannabistinkturen sind flüssige Extrakte, die durch Einweichen von Cannabisblüten oder -konzentraten in Alkohol oder Glycerin hergestellt werden. Tinkturen bieten eine präzise Dosierung und werden normalerweise sublingual (unter der Zunge) mit einer Pipette verabreicht. Dies ermöglicht eine schnelle Aufnahme der Cannabinoide in den Blutkreislauf, was zu einem relativ schnellen Wirkungseintritt führt. Tinkturen sind diskret und bequem in der Anwendung, was sie zu einer beliebten Wahl für diejenigen macht, die nach einer rauchfreien Konsummethode suchen.

Themen:

Mit Cannabis angereicherte Topika sind Cremes, Lotionen, Balsame und Öle, die direkt auf die Haut aufgetragen werden. Diese Produkte werden zur lokalen Linderung von Schmerzen, Entzündungen und Hauterkrankungen verwendet, ohne psychoaktive Wirkungen hervorzurufen. Topika werden durch die Haut aufgenommen und lindern gezielt bestimmte

Körperbereiche, wodurch sie sich ideal zur Behandlung von Erkrankungen wie Arthritis, Muskelkater und Dermatitis eignen.

Kapseln und Pillen:

Cannabiskapseln und -pillen enthalten abgemessene Dosen Cannabisöl oder -pulver, eingekapselt in Gelatine- oder vegetarischen Kapseln. Diese Produkte bieten eine präzise Dosierung und sind praktisch für diejenigen, die eine rauchfreie Konsummethode bevorzugen. Die Wirkung von Kapseln und Pillen setzt im Vergleich zum Rauchen oder Verdampfen normalerweise länger ein, da sie zuerst vom Körper verdaut und verstoffwechselt werden müssen.

Getränke:

Zu den mit Cannabis angereicherten Getränken gehören Tee, Kaffee, Limonaden und andere alkoholfreie Getränke. Diese Getränke bieten eine diskrete und bequeme Möglichkeit, Cannabis zu konsumieren, insbesondere für diejenigen, die nicht rauchen oder dampfen möchten. Die Wirkung von Cannabisgetränken kann je nach Stärke und Dosierung variieren, wobei die Wirkungseintrittszeit zwischen 30 Minuten und 2 Stunden liegt. Das Getränkeangebot wird ständig erweitert, und es kommen neue Rezepturen und Geschmacksrichtungen auf den Markt, um den unterschiedlichen Verbraucherpräferenzen gerecht zu werden.

Der Aufstieg von medizinischem Marihuana

Der Aufstieg von medizinischem Marihuana stellt einen deutlichen Wandel in der Einstellung und Politik gegenüber

Cannabis dar, der durch die zunehmende Anerkennung seines potenziellen therapeutischen Nutzens vorangetrieben wird. In den letzten Jahrzehnten haben zahlreiche Studien die medizinischen Eigenschaften von Cannabis hervorgehoben, was zu einer wachsenden Unterstützung seiner Verwendung als Behandlung für verschiedene Erkrankungen führte.

Befürworter von medizinischem Marihuana argumentieren, dass Cannabis Patienten mit einer Vielzahl von Beschwerden Linderung verschaffen kann, darunter chronische Schmerzen, Übelkeit, Epilepsie, Multiple Sklerose und PTBS. Untersuchungen haben gezeigt, dass Cannabinoide, die Wirkstoffe in Cannabis, mit dem körpereigenen Endocannabinoidsystem interagieren können, um Symptome zu lindern und die Lebensqualität der Patienten zu verbessern.

Die Legalisierung von medizinischem Marihuana in mehreren Ländern hat den Weg für Patienten geebnet, unter Aufsicht von medizinischem Fachpersonal auf Cannabis-basierte Behandlungen zuzugreifen. In Ländern wie Kanada, den Vereinigten Staaten, Deutschland und Israel wurden medizinische Marihuana-Programme eingerichtet, um die Produktion, den Vertrieb und die Verwendung von Cannabis für medizinische Zwecke zu regulieren.

Die Verfügbarkeit von medizinischen Marihuanaprodukten hat sich auf eine Vielzahl von Formen ausgeweitet, darunter getrocknete Blüten, Öle, Tinkturen, Kapseln, Esswaren und Cremes zur äußerlichen Anwendung. Patienten können die Konsummethode wählen, die ihren Bedürfnissen und Vorlieben am besten entspricht. Die Optionen reichen vom Rauchen und

Verdampfen bis hin zur oralen Einnahme und äußerlichen Anwendung.

Trotz der wachsenden Akzeptanz von medizinischem Marihuana gibt es weiterhin Herausforderungen, darunter regulatorische Hürden, Stigmatisierung und eingeschränkten Zugang für Patienten in einigen Regionen. Die zunehmende Zahl wissenschaftlicher Beweise für das therapeutische Potenzial von Cannabis hat jedoch zu einer größeren Akzeptanz bei Gesundheitsfachleuten und politischen Entscheidungsträgern geführt und den Weg für eine weitere Legalisierung und Integration von medizinischem Marihuana in die allgemeinen Gesundheitssysteme geebnet.

Neben seinen therapeutischen Vorteilen hat der Aufstieg von medizinischem Marihuana auch das Interesse an Cannabisforschung und -innovation geweckt, was zur Entwicklung neuer Sorten, Formulierungen und Verabreichungsmethoden geführt hat. Da sich unser Verständnis der medizinischen Eigenschaften von Cannabis weiterentwickelt, wird medizinisches Marihuana eine immer wichtigere Rolle bei der Behandlung einer Vielzahl von Erkrankungen spielen und Patienten auf der ganzen Welt Hoffnung und Linderung bieten.

Der Aufstieg von medizinischem Marihuana unterstreicht die Komplexität von Cannabis und den anhaltenden Bedarf an weiteren Untersuchungen seiner Wirkungen und seines Potenzials. Obwohl bei der Erkenntnis der therapeutischen Vorteile von Cannabis erhebliche Fortschritte erzielt wurden, bleibt noch viel über seine komplexen Wechselwirkungen mit dem menschlichen Körper und sein Potenzial zur Behandlung verschiedener Erkrankungen zu verstehen.

Cannabis ist eine vielseitige Pflanze mit verschiedenen chemischen Verbindungen, die eine breite Palette sowohl therapeutischer als auch psychoaktiver Wirkungen hervorrufen können. Daher erfordert seine Verwendung als medizinische Behandlung eine sorgfältige Abwägung von Faktoren wie Dosierung, Sortenauswahl und Verabreichungsmethode, um die Sicherheit und Wirksamkeit für die Patienten zu gewährleisten.

Darüber hinaus hat die Legalisierung von medizinischem Marihuana wichtige Fragen zu Regulierung, Qualitätskontrolle und Patientenzugang aufgeworfen. Es ist wichtig, robuste Regulierungsrahmen zu schaffen, die die Patientensicherheit in den Vordergrund stellen und gleichzeitig Forschung und Innovation im Bereich des medizinischen Cannabis erleichtern.

Darüber hinaus stellt das Stigma, das Cannabis umgibt, und seine Verbindung zum Freizeitkonsum weiterhin eine Herausforderung für seine Akzeptanz als legitime medizinische Behandlung dar. Aufklärungs- und Sensibilisierungskampagnen sind von entscheidender Bedeutung, um Mythen und Missverständnisse über Cannabis auszuräumen und evidenzbasierte Ansätze für seine medizinische Verwendung zu fördern.

Letztendlich erfordert die Komplexität von Cannabis einen multidisziplinären Ansatz in Forschung und Gesundheitsfürsorge, der die Zusammenarbeit zwischen Wissenschaftlern, Gesundheitsfachleuten, politischen Entscheidungsträgern und Patienten einschließt. Indem wir unser Verständnis von Cannabis und seinen potenziellen therapeutischen Anwendungen erweitern, können wir seine Vorteile nutzen, um die Gesundheit und das Wohlbefinden von Menschen weltweit zu verbessern. Die fortgesetzte Forschung zu Cannabis verspricht neue Erkenntnisse und Entdeckungen, die die medizinische Behandlung revolutionieren und die Patientenversorgung für kommende Generationen verbessern könnten.

Kapitel 2: Cannabinoide und ihre Wirkungen

Einführung in Cannabinoide:

Cannabinoide sind eine vielfältige Gruppe chemischer Verbindungen, die in der Cannabispflanze (Cannabis sativa) vorkommen. Sie sind für die therapeutischen und psychoaktiven Wirkungen der Pflanze verantwortlich und interagieren mit dem Endocannabinoidsystem des Körpers, um verschiedene physiologische Funktionen zu regulieren. Obwohl in Cannabis über 100 Cannabinoide identifiziert wurden, sind Tetrahydrocannabinol (THC) und Cannabidiol (CBD) zwei der bekanntesten und am besten untersuchten.

THC ist die primäre psychoaktive Verbindung in Cannabis und verantwortlich für das "High" oder euphorische Gefühl, das üblicherweise mit Marihuanakonsum in Verbindung gebracht wird. Es bindet an Cannabinoidrezeptoren im Gehirn und Nervensystem, verändert die Neurotransmitterfreisetzung und erzeugt seine psychoaktiven Wirkungen. THC hat auch potenzielle therapeutische Eigenschaften, darunter Schmerzlinderung, Appetitanregung und Wirkung gegen Übelkeit.

CBD hingegen ist nicht psychoaktiv und erzeugt keine berauschende Wirkung wie THC. Es interagiert indirekt mit Cannabinoid-Rezeptoren und moduliert nachweislich die Wirkung von THC, wodurch dessen psychoaktive Potenz verringert wird. CBD hat aufgrund seiner potenziellen therapeutischen Vorteile, darunter entzündungshemmende, schmerzstillende, angstlösende und neuroprotektive Eigenschaften, große Aufmerksamkeit erlangt.

Obwohl THC und CBD aufgrund ihrer Bedeutung und Relevanz in der Cannabisforschung und medizinischen Anwendung im Mittelpunkt dieses Kapitels stehen, ist es wichtig zu beachten, dass Cannabinoide nur einen Bruchteil des komplexen chemischen Profils von Cannabis ausmachen. Laufende Forschungen decken immer wieder neue Cannabinoide auf und klären ihre potenziellen Wirkungen auf, was den Weg für ein tieferes Verständnis des therapeutischen Potenzials von Cannabis und seinen Verbindungen ebnet.

Tetrahydrocannabinol (THC)

Tetrahydrocannabinol (THC) ist die wichtigste psychoaktive Verbindung in Cannabis und verantwortlich für die euphorisierende und berauschende Wirkung, die üblicherweise mit Marihuanakonsum in Verbindung gebracht wird. Seine chemische Struktur besteht aus einem zyklischen Ring mit einer Seitenkette aus fünf Kohlenstoffatomen und einer Hydroxylgruppe, die an einem der Kohlenstoffatome hängt. Diese einzigartige Struktur ermöglicht es THC, mit bestimmten Rezeptoren im körpereigenen Endocannabinoidsystem (ECS) zu interagieren, was zu seinen psychoaktiven Eigenschaften führt.

THC interagiert hauptsächlich mit zwei Hauptcannabinoidrezeptoren im ECS: CB1- und CB2-Rezeptoren. CB1-Rezeptoren kommen vor allem im zentralen Nervensystem vor, insbesondere in Bereichen des Gehirns, die mit Wahrnehmung, Gedächtnis, Stimmung und

Motorik in Verbindung stehen. Wenn THC an CB1-Rezeptoren bindet, aktiviert es diese, was zu Veränderungen der Neurotransmitterfreisetzung und der neuronalen Aktivität führt. Diese Aktivierung führt zu den psychoaktiven Wirkungen von THC, darunter Euphorie, veränderte Wahrnehmung von Zeit und Raum sowie Veränderungen der Stimmung und Wahrnehmung.

CB2-Rezeptoren kommen vor allem in peripheren Geweben vor, insbesondere in Zellen des Immunsystems und anderer Organe. Obwohl THC im Vergleich zu CB1-Rezeptoren eine geringere Affinität zu CB2-Rezeptoren hat, kann es bei Aktivierung dennoch die Immunfunktion und Entzündungen modulieren. Diese Interaktion kann zu den potenziellen therapeutischen Wirkungen von THC beitragen, wie etwa Schmerzlinderung und entzündungshemmenden Eigenschaften.

Die Auswirkungen von THC auf Körper und Geist sind vielfältig und können je nach Faktoren wie Dosierung, Verabreichungsweg und individueller Empfindlichkeit variieren. Zusätzlich zu seinen psychoaktiven Wirkungen hat THC nachweislich analgetische Eigenschaften, wodurch es bei der Schmerzlinderung bei Erkrankungen wie neuropathischen Schmerzen, Arthritis und krebsbedingten Schmerzen wirksam ist. THC regt auch den Appetit an, ein Phänomen, das allgemein als "Heißhunger" bezeichnet wird und für Patienten, die sich einer Chemotherapie unterziehen, oder für Patienten mit Appetitlosigkeit aufgrund medizinischer Erkrankungen von Vorteil sein kann.

THC kann jedoch auch unerwünschte Nebenwirkungen hervorrufen, darunter Angstzustände, Paranoia, Koordinationsstörungen und Kurzzeitgedächtnisverlust, insbesondere bei höheren Dosen oder bei anfälligen Personen. Langfristiger, starker THC-Konsum wird mit kognitiven Beeinträchtigungen und einem erhöhten Risiko für psychische Störungen wie Psychosen und Schizophrenie in Verbindung gebracht, obwohl der kausale Zusammenhang noch untersucht wird.

Obwohl THC bei verschiedenen Erkrankungen therapeutisches Potenzial bietet, betonen seine psychoaktiven Eigenschaften und möglichen Nebenwirkungen insgesamt die Bedeutung eines verantwortungsvollen Gebrauchs und der weiteren Erforschung seiner Wirkungsmechanismen und therapeutischen Anwendungsmöglichkeiten.

Cannabidiol (CBD)

Cannabidiol (CBD) ist eine nicht-psychoaktive Verbindung, die in Cannabis vorkommt und für ihre potenziellen therapeutischen Wirkungen bekannt ist, ohne Rauschzustände zu verursachen. Seine chemische Struktur ähnelt der von THC und besteht aus einem zyklischen Ring mit einer Seitenkette aus fünf Kohlenstoffatomen und einer Hydroxylgruppe, die an einem der Kohlenstoffatome hängt. Im Gegensatz zu THC erzeugt CBD jedoch keine Euphorie und verändert auch nicht die Wahrnehmung, was es zu einer attraktiven Option für den medizinischen Einsatz macht.

Ein wesentlicher Unterschied zwischen CBD und THC ist ihre Interaktion mit dem körpereigenen Endocannabinoidsystem

(ECS). Während THC hauptsächlich an CB1- und CB2-Rezeptoren bindet, hat CBD einen komplexeren Wirkmechanismus innerhalb des ECS. CBD kann das ECS indirekt beeinflussen, indem es den natürlichen Endocannabinoidtonus des Körpers erhöht, den Abbau von Endocannabinoiden hemmt oder die Aktivität von Cannabinoidrezeptoren moduliert. Darüber hinaus kann CBD auf andere Rezeptoren und Neurotransmittersysteme wie Serotoninrezeptoren, TRPV1-Rezeptoren und GABA-Rezeptoren einwirken, um seine therapeutische Wirkung zu erzielen.

CBD hat aufgrund seines potenziellen therapeutischen Nutzens bei einer Vielzahl von Erkrankungen Aufmerksamkeit erregt. Eine der am besten dokumentierten Wirkungen von CBD sind seine angstlösenden Eigenschaften. Studien deuten darauf hin, dass es Angst und Stress bei Personen mit Angststörungen wie generalisierter Angststörung (GAD), sozialer Angststörung (SAD) und posttraumatischer Belastungsstörung (PTSD) reduzieren kann. Die Fähigkeit von CBD, die Neurotransmitteraktivität zu modulieren und Entspannung zu fördern, könnte seinen angstlösenden Wirkungen zugrunde liegen.

Neben der Angstlinderung hat sich CBD auch bei der Behandlung von Epilepsie und Anfallsleiden als vielversprechend erwiesen. Epidiolex, eine CBD-Formulierung in pharmazeutischer Qualität, wurde von der FDA zur Behandlung bestimmter Arten von Epilepsie, darunter das Dravet-Syndrom und das Lennox-Gastaut-Syndrom, bei Kindern und Erwachsenen zugelassen. Klinische Studien haben gezeigt, dass CBD die Häufigkeit und Schwere von

Anfällen bei Patienten mit behandlungsresistenter Epilepsie deutlich reduzieren kann, was Hoffnung auf eine verbesserte Anfallskontrolle und Lebensqualität bietet.

CBD besitzt außerdem entzündungshemmende Eigenschaften, was es zu einer potenziellen Behandlung für Erkrankungen macht, die durch Entzündungen und Schmerzen gekennzeichnet sind. Präklinische und klinische Studien haben gezeigt, dass CBD Entzündungen reduzieren kann, indem es die Produktion entzündlicher Zytokine hemmt, die Aktivität der Immunzellen moduliert und Entzündungswege unterdrückt. Daher werden CBD-basierte Therapien für Erkrankungen wie Arthritis, Multiple Sklerose, entzündliche Darmerkrankungen (IBD) und neuropathische Schmerzen erforscht.

Insgesamt ist CBD ein vielversprechendes Therapeutikum mit vielfältigen potenziellen Anwendungen bei verschiedenen Erkrankungen. Da es keine psychoaktiven Effekte hat, ein günstiges Sicherheitsprofil und ein breites therapeutisches Potenzial aufweist, ist es eine attraktive Option für Patienten, die nach alternativen Behandlungen suchen. Es bedarf jedoch weiterer Forschung, um die Wirkungsmechanismen, optimalen Dosierungsstrategien und Langzeitwirkungen von CBD vollständig zu verstehen sowie seine therapeutischen Indikationen zu erweitern und die Behandlungsergebnisse für Patienten zu verbessern.

Der Entourage-Effekt

Der Entourage-Effekt ist ein Konzept, das darauf hindeutet, dass die verschiedenen Cannabinoide, Terpene und anderen Verbindungen, die in Cannabis vorkommen, synergetisch zusammenwirken und so eine stärkere, ausgewogenere oder differenziertere Wirkung erzielen können als jede einzelne Verbindung allein. Mit anderen Worten: Die Kombination mehrerer Verbindungen in Cannabis kann die therapeutischen Eigenschaften der anderen verstärken oder ihre Wirkungen auf noch nicht vollständig verstandene Weise modulieren.

Die Forschung zum Entourage-Effekt konzentrierte sich vor allem auf die Wechselwirkung zwischen Cannabinoiden, insbesondere THC und CBD, und Terpenen, aromatischen Verbindungen, die in Cannabis und anderen Pflanzen vorkommen. Studien haben gezeigt, dass Terpene die Pharmakokinetik und Pharmakodynamik von Cannabinoiden beeinflussen können, indem sie deren Absorption, Verteilung, Stoffwechsel und Ausscheidung im Körper modulieren.

Beispielsweise wurde gezeigt, dass bestimmte Terpene wie Myrcen, Pinen und Limonen die Aufnahme von Cannabinoiden durch die Blut-Hirn-Schranke verbessern, wodurch ihre Bioverfügbarkeit potenziell erhöht und ihre psychoaktive oder therapeutische Wirkung verstärkt wird. Andere Terpene wie Linalool und Beta-Caryophyllen können entzündungshemmende, angstlösende oder schmerzstillende Eigenschaften haben, die die Wirkung von Cannabinoiden ergänzen.

Neben Terpenen können auch andere in Cannabis vorkommende Verbindungen wie Flavonoide, Phenole und Fettsäuren zum Entourage-Effekt beitragen, indem sie die Aktivität von Cannabinoiden modulieren oder mit anderen Rezeptorsystemen im Körper interagieren. Die Forschung zu diesen Verbindungen und ihren Wechselwirkungen mit

Cannabinoiden befindet sich jedoch noch in einem frühen Stadium, und es sind weitere Studien erforderlich, um ihre Wirkungsmechanismen und ihr therapeutisches Potenzial aufzuklären.

Die möglichen Auswirkungen des Entourage-Effekts sind für die Entwicklung cannabisbasierter Therapien und Produkte von Bedeutung. Durch das Verständnis, wie verschiedene Cannabisverbindungen miteinander und mit dem Endocannabinoidsystem des Körpers interagieren, können Forscher und Kliniker die Formulierung von Cannabisprodukten optimieren, um ihre therapeutische Wirksamkeit zu maximieren und Nebenwirkungen zu minimieren.

Cannabiszüchter können beispielsweise Sorten mit spezifischen Cannabinoid- und Terpenprofilen auswählen und züchten, um bestimmte Symptome oder Beschwerden wie Schmerzen, Entzündungen, Angstzustände oder Schlaflosigkeit zu behandeln. Ebenso können Hersteller von cannabisbasierten Produkten wie Ölen, Tinkturen, Esswaren und topischen Mitteln bestimmte Cannabinoide und Terpene einarbeiten, um ihre therapeutische Wirkung zu verstärken und die Behandlungsergebnisse der Patienten zu verbessern.

Insgesamt stellt der Entourage-Effekt einen vielversprechenden Ansatz für zukünftige Forschung und Innovationen im Bereich der Cannabistherapie dar. Indem sie die synergistischen Wechselwirkungen zwischen Cannabinoiden, Terpenen und anderen Verbindungen in Cannabis nutzen, können Wissenschaftler und medizinisches Fachpersonal das volle Potenzial dieser vielseitigen Pflanze für medizinische und Wellness-Anwendungen freisetzen.

Verschiedene Sorten und Cannabinoidprofile:

Cannabissorten können sich in ihrem Cannabinoidprofil erheblich unterscheiden, einschließlich der Konzentrationen von THC und CBD sowie anderen Cannabinoiden und Terpenen. Diese Unterschiede sind auf Faktoren wie genetische Abstammung, Wachstumsbedingungen und Anbautechniken zurückzuführen. Beispielsweise können Sorten, die für den Freizeitgebrauch gezüchtet werden, einen höheren THC-Gehalt aufweisen, um eine ausgeprägtere psychoaktive Wirkung zu erzielen, während Sorten, die für den medizinischen Gebrauch gezüchtet werden, einen höheren CBD-Gehalt aufweisen können, um therapeutische Vorteile ohne Rausch zu erzielen. Darüber hinaus können Hybridsorten Merkmale aus verschiedenen genetischen Linien kombinieren, um bestimmte Wirkungen oder Eigenschaften zu erzielen.

Verschiedene Methoden des Cannabinoidkonsums:

1. Rauchen: Beim Rauchen von Cannabis wird der Rauch eingeatmet, der durch das Verbrennen getrockneter Blütenknospen entsteht. Bei dieser Methode gelangen die Cannabinoide über die Lunge schnell in den Blutkreislauf, was zu schnell einsetzenden Wirkungen führt. Allerdings kann Rauchen auch die Atemwege reizen und schädliche Nebenprodukte wie Teer und Karzinogene erzeugen.

2. Verdampfen: Beim Verdampfen von Cannabis werden getrocknete Blütenknospen oder Cannabisextrakte auf eine Temperatur erhitzt, bei der die Cannabinoide und Terpene verdampfen, ohne das Pflanzenmaterial zu verbrennen. Verdampfen gilt als sicherere Alternative zum Rauchen, da weniger schädliche Nebenprodukte entstehen. Außerdem ist eine präzise Temperaturkontrolle möglich, was zu anpassbaren Cannabinoidprofilen und Geschmackserlebnissen führt.

3. Esswaren: Esswaren sind mit Cannabis angereicherte Lebensmittel und Getränke, die oral eingenommen werden. Dazu gehören eine breite Palette von Produkten wie Kekse, Brownies, Süßigkeiten, Schokolade, Getränke und mehr. Esswaren durchlaufen einen Stoffwechselprozess in der Leber, wodurch die Wirkung langsamer einsetzt als beim Rauchen oder Verdampfen. Es kann zwischen 30 Minuten und 2 Stunden dauern, bis die Wirkung einsetzt, hält aber in der Regel länger an. Es ist wichtig, mit einer niedrigen Dosis zu beginnen und zu warten, bis die Wirkung einsetzt, bevor man mehr zu sich nimmt, da eine Überdosierung von Esswaren zu unangenehmen Erfahrungen führen kann.

4. Tinkturen: Cannabistinkturen sind flüssige Extrakte, die durch Einweichen von Cannabisblüten oder -konzentraten in Alkohol oder Glycerin hergestellt werden. Sie werden normalerweise sublingual (unter der Zunge) mit einer Pipette verabreicht, was eine schnelle Aufnahme der Cannabinoide in den Blutkreislauf ermöglicht. Tinkturen bieten eine präzise Dosierung und sind diskret und bequem in der Anwendung.

5. Topika: Topika mit Cannabis sind Cremes, Lotionen, Balsame und Öle, die direkt auf die Haut aufgetragen werden. Sie werden zur lokalen Linderung von Schmerzen, Entzündungen und Hauterkrankungen verwendet, ohne psychoaktive Wirkungen hervorzurufen. Topika werden durch die Haut aufgenommen und bieten gezielte Linderung für bestimmte Körperbereiche.

Jede Konsummethode beeinflusst, wie Cannabinoide mit dem Körper interagieren und wann ihre Wirkung einsetzt und anhält. Das Verständnis der Unterschiede zwischen diesen Methoden kann Einzelpersonen dabei helfen, die am besten geeignete Konsummethode basierend auf ihren Vorlieben und gewünschten Ergebnissen zu wählen.

Kapitel 3: Die Gesundheitsdebatte

Mögliche therapeutische Vorteile

Die Erforschung der potenziellen therapeutischen Vorteile von Cannabis hat die Aufmerksamkeit von Forschern, medizinischem Fachpersonal und Patienten gleichermaßen gefesselt. In den letzten Jahren ist das wissenschaftliche Interesse an Cannabis stark gestiegen, angetrieben von zunehmenden Beweisen, die auf seine Wirksamkeit bei der Behandlung einer Vielzahl von Erkrankungen hindeuten. Von chronischen Schmerzen bis hin zu Angststörungen, von Epilepsie bis hin zu Schlaflosigkeit ist Cannabis eine vielversprechende, vielseitige Behandlungsoption mit dem Potenzial, das Leben von Millionen Menschen auf der ganzen Welt zu verbessern.

Wir untersuchen den vielschichtigen Bereich der Cannabistherapie und untersuchen sein Potenzial, Symptome zu lindern und die Behandlungsergebnisse bei verschiedenen Erkrankungen zu verbessern. Unsere Untersuchung beginnt mit einer Diskussion über Schmerzlinderung und untersucht, wie Cannabis mit dem Endocannabinoidsystem des Körpers interagiert, um chronische Schmerzen zu lindern, darunter Erkrankungen wie Arthritis, Migräne und neuropathische Schmerzen. Durch eine Überprüfung der neuesten Forschungsergebnisse und klinischen Beweise möchten wir Aufschluss über die Wirksamkeit von Cannabis bei der Linderung von chronischen Schmerzen geben.

Im Folgenden richten wir unsere Aufmerksamkeit auf Angst- und Stimmungsstörungen, bei denen Cannabis als mögliche Behandlungsoption großes Interesse geweckt hat. Wir untersuchen die Forschung zur Fähigkeit von Cannabis, Angstsymptome zu reduzieren, und seine Auswirkungen auf Erkrankungen wie Depressionen und posttraumatische Belastungsstörungen (PTBS). Während die vorläufigen Ergebnisse vielversprechend sind, erkennen wir auch die damit verbundenen Komplexitäten und Nuancen an und betonen die Notwendigkeit weiterer Untersuchungen, um die Rolle von Cannabis bei der Behandlung dieser psychischen Erkrankungen vollständig zu verstehen.

1. Schmerzlinderung:

Cannabis kann bei der Linderung chronischer Schmerzen helfen, indem es mit dem Endocannabinoid-System interagiert, das bei der Schmerzregulierung eine Rolle spielt. THC und CBD, die primären Cannabinoide in Cannabis, haben in präklinischen und klinischen Studien analgetische Eigenschaften gezeigt. Es gibt Belege dafür, dass Cannabis bei Erkrankungen wie Arthritis, Migräne und neuropathischen Schmerzen Linderung verschaffen kann, indem es die Schmerzwahrnehmung und Entzündung moduliert. Studien haben gezeigt, dass cannabisbasierte Medikamente wie Sativex (ein THC:CBD-Oromukosalspray) Schmerzen lindern und die Lebensqualität von Patienten mit chronischen Schmerzzuständen verbessern können.

2. Angst- und Stimmungsstörungen:

Die Forschung zum Potenzial von Cannabis zur Verringerung von Angstsymptomen hat gemischte Ergebnisse erbracht.

Während einige Studien darauf hinweisen, dass CBD angstlösende Wirkungen haben und die Symptome von Angststörungen verringern kann, haben andere herausgefunden, dass THC die Angst bei anfälligen Personen verschlimmern kann. Ebenso sind die Beweise für die Auswirkungen von Cannabis auf Stimmungsstörungen wie Depressionen und PTBS nicht schlüssig. Einige Studien berichten von positiven Effekten, während andere keine signifikante Verbesserung oder sogar negative Auswirkungen zeigen. Es bedarf weiterer Forschung, um die Mechanismen zu verstehen, die den Auswirkungen von Cannabis auf Angst- und Stimmungsstörungen zugrunde liegen, und um optimale Dosierungs- und Behandlungsstrategien zu ermitteln.

3. Weitere mögliche Vorteile:

Neben der Schmerzlinderung und dem Umgang mit Angstzuständen ist Cannabis auch bei der Behandlung anderer Erkrankungen vielversprechend. CBD wurde beispielsweise von der FDA zur Behandlung bestimmter Arten von Epilepsie zugelassen, wobei klinische Studien seine Wirksamkeit bei der Verringerung der Anfallshäufigkeit und -schwere belegen. Cannabisbasierte Medikamente wie Dronabinol und Nabilon wurden zur Behandlung von durch Chemotherapie verursachter Übelkeit und Erbrechen bei Krebspatienten eingesetzt. Darüber hinaus deuten vorläufige Erkenntnisse darauf hin, dass Cannabis bei manchen Personen die Schlafqualität verbessern und Schlaflosigkeitssymptome lindern kann. Es bedarf jedoch weiterer Forschung, um diese potenziellen Vorteile zu bestätigen und den optimalen Einsatz von Cannabis bei diesen Erkrankungen zu klären.

Obwohl Cannabis als potenzielle Behandlungsmethode für verschiedene Erkrankungen vielversprechend ist, bedarf es insgesamt weiterer Forschung, um seine Wirkungsmechanismen, therapeutischen Effekte und potenziellen Risiken vollständig zu verstehen. Klinische Studien mit größeren Stichproben und strengen Studiendesigns sind notwendig, um die Sicherheit und Wirksamkeit von Cannabis-basierten Behandlungen zu belegen und eine evidenzbasierte medizinische Praxis zu ermöglichen. Darüber hinaus sind Bemühungen zur Standardisierung von Cannabisformulierungen, Dosierungsschemata und Verabreichungsmethoden unerlässlich, um konsistente und zuverlässige Ergebnisse bei Patienten sicherzustellen.

Mögliche Risiken und Nebenwirkungen

Obwohl Cannabis als therapeutisches Mittel vielversprechend ist, ist es wichtig, sich über die potenziellen Risiken und Nebenwirkungen im Zusammenhang mit seinem Konsum im Klaren zu sein. Das Verständnis dieser Risiken ist für eine fundierte Entscheidungsfindung und einen verantwortungsvollen Konsum von entscheidender Bedeutung.

1. Atemwegsprobleme:

Das Inhalieren von gerauchtem Cannabis kann ähnlich wie das Rauchen von Tabak die Atemwege gefährden. Chronischer Konsum von gerauchtem Cannabis kann zu Atemproblemen wie Bronchitis, Husten und Schleimbildung führen. Glücklicherweise bieten alternative Konsummethoden wie Verdampfung und Esswaren sicherere Alternativen. Beim Verdampfen wird Cannabis auf eine Temperatur erhitzt, bei der

Cannabinoide und Terpene ohne Verbrennung freigesetzt werden, wodurch die Belastung durch schädliche Nebenprodukte verringert wird. Esswaren hingegen umgehen die Atemwege vollständig und geben die Cannabinoide über die Verdauung ab.

2. Auswirkungen auf die psychische Gesundheit:

Cannabiskonsum steht in Zusammenhang mit einem erhöhten Risiko für psychische Erkrankungen, insbesondere Psychosen und Schizophrenie, insbesondere bei jungen Konsumenten oder solchen, die anfällig für psychische Erkrankungen sind. Forschungsergebnisse deuten darauf hin, dass starker oder häufiger Cannabiskonsum, insbesondere von Sorten mit hohem THC-Gehalt, die Symptome verschlimmern oder bei anfälligen Personen psychotische Episoden auslösen kann. Daher ist es für Personen mit einer persönlichen oder familiären Vorgeschichte von Psychosen oder Schizophrenie von entscheidender Bedeutung, beim Cannabiskonsum, wenn überhaupt, vorsichtig zu sein.

3. Kognitive Beeinträchtigung:

Cannabiskonsum, insbesondere während der Pubertät, wenn sich das Gehirn noch entwickelt, kann Gedächtnis, Lernen und Konzentration beeinträchtigen. Studien haben gezeigt, dass regelmäßiger Cannabiskonsum in der Pubertät mit langfristigen kognitiven Beeinträchtigungen verbunden ist, darunter Defizite bei Aufmerksamkeit, Arbeitsgedächtnis und exekutiven Funktionen. Während einige kognitive Auswirkungen nach Beendigung des Cannabiskonsums reversibel sein können, kann längerer oder starker Konsum zu dauerhaften Beeinträchtigungen führen. Aufklärungs- und

Präventionsmaßnahmen für Jugendliche sind unerlässlich, um die potenziellen Auswirkungen auf die kognitive Entwicklung zu minimieren.

4. Abhängigkeit und Sucht:

Obwohl Cannabisabhängigkeit und -sucht im Allgemeinen als weniger riskant gelten als andere Substanzen wie Alkohol oder Opioide, können sie dennoch auftreten, insbesondere bei häufigem oder starkem Konsum. Manche Menschen entwickeln mit der Zeit eine Toleranz gegenüber Cannabis, sodass höhere Dosen erforderlich sind, um die gewünschten Wirkungen zu erzielen. Entzugserscheinungen wie Reizbarkeit, Schlaflosigkeit und verminderter Appetit können auch nach Beendigung des Cannabiskonsums auftreten. Es ist wichtig, dass die Menschen ihren Cannabiskonsum überwachen und Hilfe suchen, wenn sie Schwierigkeiten haben, ihren Konsum zu kontrollieren oder zu beenden.

Zusammenfassend lässt sich sagen, dass Cannabis zwar potenzielle therapeutische Vorteile bietet, es jedoch wichtig ist, die mit seinem Konsum verbundenen potenziellen Risiken und Nebenwirkungen zu berücksichtigen und zu mildern. Die Aufklärung der Menschen über sicherere Konsummethoden, die Überwachung der psychischen Gesundheit und die Förderung eines verantwortungsvollen Konsums können dazu beitragen, die Vorteile von Cannabis zu maximieren und gleichzeitig den Schaden zu minimieren. Darüber hinaus sind kontinuierliche Forschungen zu den langfristigen Auswirkungen des Cannabiskonsums und die Entwicklung evidenzbasierter Präventions- und Interventionsstrategien unerlässlich, um einen sicheren und informierten Cannabiskonsum zu fördern.

Abwägung der Beweise

Die Erforschung von Cannabis ist mit zahlreichen Herausforderungen verbunden, vor allem aufgrund rechtlicher Einschränkungen und der Vielfalt der auf dem Markt erhältlichen Produkte. Diese Herausforderungen können unser Verständnis des therapeutischen Potenzials und des Sicherheitsprofils von Cannabis beeinträchtigen, weshalb es unerlässlich ist, der Cannabisforschung mit Vorsicht und Skepsis zu begegnen.

1. Gesetzliche Einschränkungen:

Cannabis ist in vielen Ländern, darunter den Vereinigten Staaten, nach wie vor als kontrollierte Substanz der Liste I eingestuft. Diese Einstufung stellt strenge regulatorische Hürden dar, die die Erforschung des medizinischen Nutzens und der potenziellen Risiken von Cannabis behindern. Die Genehmigung von Cannabis-Forschungsstudien kann zeitaufwändig und mühsam sein und erfordert von den Forschern, sich durch komplexe regulatorische Rahmenbedingungen und bürokratische Hürden zu navigieren. Darüber hinaus erschweren der eingeschränkte Zugang zu Cannabis in Forschungsqualität und Finanzierungsbeschränkungen die wissenschaftliche Untersuchung der therapeutischen Eigenschaften von Cannabis zusätzlich.

2. Variabilität der Produkte:

Der Cannabismarkt ist durch eine breite Palette von Produkten mit unterschiedlichen Cannabinoidprofilen, Potenzstufen und

Formulierungen gekennzeichnet. Diese Variabilität macht es für Forscher schwierig, Studienprotokolle zu standardisieren und Ergebnisse verschiedener Studien zu vergleichen. Faktoren wie Anbaumethoden, genetische Variabilität und Verarbeitungstechniken können die Zusammensetzung und Wirkung von Cannabisprodukten beeinflussen. Darüber hinaus verschärfen inkonsistente Kennzeichnungen und fehlende Qualitätskontrollmaßnahmen das Problem weiter und führen zu Unsicherheiten hinsichtlich der Sicherheit und Wirksamkeit von Cannabisprodukten.

Trotz dieser Herausforderungen ist es wichtig, die wachsende Zahl von Beweisen anzuerkennen, die das therapeutische Potenzial von Cannabis bei verschiedenen Erkrankungen belegen. Forschungsstudien, wenn auch in begrenztem Umfang, haben vielversprechende Ergebnisse in Bereichen wie Schmerzbehandlung, Epilepsiebehandlung und Angstlinderung gezeigt. Es sind jedoch strengere klinische Studien erforderlich, um diese Ergebnisse zu bestätigen und evidenzbasierte Richtlinien für den Cannabisgebrauch in der medizinischen Praxis festzulegen.

Darüber hinaus ist es für Personen, die Cannabis für medizinische Zwecke in Betracht ziehen, von entscheidender Bedeutung, vor Beginn der Behandlung einen Arzt zu konsultieren. Gesundheitsdienstleister können eine persönliche Beratung basierend auf der individuellen Krankengeschichte, den Symptomen und den Behandlungszielen anbieten. Sie können auch bei der Bewältigung rechtlicher und regulatorischer Aspekte helfen, Informationen zu potenziellen Risiken und Vorteilen bereitstellen und die

Behandlungsergebnisse überwachen, um eine sichere und wirksame Verwendung von Cannabis zu gewährleisten.

Obwohl die Cannabisforschung vor großen Herausforderungen steht, ist es unerlässlich, unser Verständnis seines therapeutischen Potenzials und seines Sicherheitsprofils weiter zu verbessern. Indem wir rechtliche Einschränkungen angehen, Forschungsprotokolle standardisieren und evidenzbasierte Praktiken fördern, können wir die Vorteile von Cannabis voll ausschöpfen und gleichzeitig die Risiken für die öffentliche Gesundheit minimieren. Die Konsultation eines Arztes ist für jeden, der Cannabis für medizinische Zwecke in Betracht zieht, nach wie vor unerlässlich, um fundierte Entscheidungen und optimale Behandlungsergebnisse sicherzustellen.

Die Rolle der Dosierung und des Cannabinoidprofils

Die Wirkungen des Cannabiskonsums werden von verschiedenen Faktoren beeinflusst, darunter der im Produkt vorhandene THC- und CBD-Gehalt sowie das Vorhandensein anderer Cannabinoide und Terpene. THC (Tetrahydrocannabinol) ist die primäre psychoaktive Verbindung in Cannabis und verantwortlich für das euphorische "High", das üblicherweise mit Marihuanakonsum in Verbindung gebracht wird. CBD (Cannabidiol) hingegen ist nicht psychoaktiv und kann einige der Nebenwirkungen von THC abmildern.

Das Verhältnis von THC zu CBD sowie die Gesamtstärke des Produkts können die subjektiven Wirkungen der Benutzer erheblich beeinflussen. Produkte mit höherem THC-Gehalt erzeugen eher ausgeprägte psychoaktive Wirkungen wie Euphorie, veränderte Wahrnehmung und Entspannung. Im Gegensatz dazu können Produkte mit höherem CBD-Gehalt subtilere Wirkungen haben, darunter Entspannung, Angstminderung und Schmerzlinderung, ohne berauschend zu wirken.

Darüber hinaus kann das Vorhandensein anderer Cannabinoide und Terpene die Wirkung von THC und CBD modulieren, was zu dem sogenannten Entourage-Effekt führt. Dieses Phänomen lässt darauf schließen, dass die Kombination mehrerer Verbindungen in Cannabis die therapeutischen Eigenschaften der jeweils anderen verstärken oder ihre Wirkung auf noch nicht vollständig verstandene Weise modulieren kann. Beispielsweise können bestimmte Cannabinoide wie CBG (Cannabigerol) und CBN (Cannabinol) synergistische Wirkungen mit THC und CBD haben und Faktoren wie Stimmung, Schmerzwahrnehmung und Entzündungen beeinflussen.

Darüber hinaus können individuelle Unterschiede im Stoffwechsel, der Toleranz und Empfindlichkeit gegenüber Cannabinoiden auch die subjektiven Auswirkungen des Cannabiskonsums beeinflussen. Faktoren wie Alter, Geschlecht, Körpergewicht und Genetik können die Reaktion einer Person auf Cannabis beeinflussen, was die Bedeutung einer individuellen Dosierung und sorgfältigen Titration unterstreicht, um die gewünschten Wirkungen zu erzielen und gleichzeitig Nebenwirkungen zu minimieren.

Zusammenfassend lässt sich sagen, dass die Menge an THC und CBD sowie das Vorhandensein anderer Cannabinoide und Terpene eine entscheidende Rolle bei der Gestaltung der Wirkung des Cannabiskonsums spielen. Das Verständnis dieser Faktoren und ihrer Wechselwirkungen ist für die Optimierung des therapeutischen Potenzials von Cannabis und die Förderung sicherer und verantwortungsvoller Konsumpraktiken von entscheidender Bedeutung.

Kapitel 4: Cannabis auf internationaler und nationaler Ebene

Die internationale Landschaft

Konventionen der Vereinten Nationen:

Die Drogenkontrollkonventionen der Vereinten Nationen spielen eine entscheidende Rolle bei der Gestaltung der globalen Drogenpolitik und der Regulierung der Produktion, des Vertriebs und des Konsums kontrollierter Substanzen, einschließlich Cannabis. Derzeit ist Cannabis im Einheitsübereinkommen über Suchtstoffe von 1961 als Substanz der Liste I eingestuft, was bedeutet, dass es als Substanz mit hohem Missbrauchspotenzial gilt und keine anerkannte medizinische Verwendung hat. Diese Einstufung hat zu strengen internationalen Kontrollen des Anbaus, der Produktion und des Handels von Cannabis geführt, wobei die Mitgliedstaaten verpflichtet sind, Maßnahmen zur Verhinderung des illegalen Handels und Konsums zu ergreifen.

Innerhalb der UN und ihrer Mitgliedsstaaten wird jedoch über eine mögliche Neuklassifizierung von Cannabis und seinen Derivaten debattiert. Die Befürworter argumentieren, dass Cannabis neu klassifiziert werden sollte, um den zunehmenden Beweisen für seinen therapeutischen Nutzen und den veränderten Einstellungen gegenüber seinem Konsum Rechnung zu tragen. Sie plädieren für einen flexibleren Ansatz, der medizinische und wissenschaftliche Forschung ermöglicht und gleichzeitig angemessene Kontrollen zur Verhinderung von Missbrauch und Missbrauch aufrechterhält. Die Gegner hingegen äußern Bedenken über die möglichen negativen Folgen einer Lockerung der Beschränkungen für Cannabis, darunter eine erhöhte Verfügbarkeit und ein erhöhter Konsum, insbesondere unter Jugendlichen.

Globale rechtliche Abweichungen:

Der Rechtsstatus von Cannabis ist weltweit sehr unterschiedlich. Die einzelnen Länder verfolgen unterschiedliche Ansätze, die vom völligen Verbot bis zur vollständigen Legalisierung für den Freizeit- und medizinischen Gebrauch reichen.

In Nordamerika haben mehrere Bundesstaaten der USA und Kanadas Cannabis sowohl für medizinische als auch für Freizeitzwecke legalisiert, wodurch in der Region ein Flickenteppich aus Gesetzen und Vorschriften entstanden ist. In Europa haben Länder wie die Niederlande, Portugal und Spanien liberalere Gesetze eingeführt, die einen regulierten Zugang zu Cannabis über Coffeeshops, Entkriminalisierung oder medizinische Cannabisprogramme ermöglichen. Viele europäische Länder halten jedoch an einer strengen Prohibitionspolitik fest, in der Cannabis als kontrollierte Substanz eingestuft wird.

In Südamerika war Uruguay 2013 das erste Land der Welt, das Cannabis für den Freizeitgebrauch vollständig legalisierte, gefolgt von mehreren anderen Ländern in der Region, darunter Kolumbien und Mexiko, die Gesetze für medizinisches Cannabis erließen und den persönlichen Gebrauch entkriminalisierten.

Insgesamt entwickelt sich die globale Rechtslandschaft in Bezug auf Cannabis weiter, wobei immer mehr Länder ihren Ansatz zur Cannabisregulierung angesichts veränderter gesellschaftlicher Einstellungen, wissenschaftlicher Erkenntnisse und Überlegungen zur öffentlichen Gesundheit überdenken. Unterschiede in den rechtlichen Rahmenbedingungen und internationalen Konventionen stellen jedoch eine Herausforderung für die Harmonisierung der Drogenpolitik und die Bewältigung der komplexen Probleme rund um den Cannabiskonsum auf globaler Ebene dar.

Die sich entwickelnde Rechtslandschaft in Deutschland

Historischer Zusammenhang

Deutschland hat eine lange Geschichte des Cannabisverbots, die bis ins frühe 20. Jahrhundert zurückreicht. Wie viele andere Länder auch, kriminalisierte Deutschland den Cannabiskonsum und -anbau im frühen 20. Jahrhundert zunächst aufgrund von Bedenken hinsichtlich der berauschenden Wirkung und des potenziellen sozialen Schadens. Cannabis wurde 1971 nach dem deutschen Betäubungsmittelgesetz als kontrollierte Substanz eingestuft, was zu strengen Strafen für Besitz, Anbau und Handel führte.

Gesetzgebung zu medizinischem Cannabis (2017):

Im Jahr 2017 unternahm Deutschland mit der Legalisierung von medizinischem Cannabis einen bedeutenden Schritt in Richtung Cannabisreform. Nach dem neuen Gesetz erhielten Patienten mit bestimmten Erkrankungen wie chronischen

Schmerzen, Multipler Sklerose und durch Chemotherapie verursachter Übelkeit durch ein Rezept eines zugelassenen Arztes legalen Zugang zu medizinischen Cannabisprodukten. Der Rahmen schuf ein Regulierungssystem für den Anbau, die Verarbeitung und den Vertrieb von medizinischem Cannabis, das es lizenzierten Herstellern ermöglichte, Patienten über Apotheken Cannabisprodukte in pharmazeutischer Qualität zu liefern. Der Zugang zu medizinischem Cannabis blieb jedoch streng kontrolliert, und die Patienten sahen sich mit erheblichen bürokratischen Hürden und hohen Kosten konfrontiert.

Der Weg zur Legalisierung des Freizeitkonsums (2024):

Im April 2024 schrieb Deutschland Geschichte, indem es als erstes großes europäisches Land den Freizeitkonsum von Cannabis legalisierte. Der Gesetzgebungsprozess, der zur Legalisierung führte, war der Höhepunkt jahrelanger Interessenvertretung, öffentlicher Debatten und veränderter gesellschaftlicher Einstellungen gegenüber Cannabis. Das neue Gesetz erlaubt es Erwachsenen ab 18 Jahren, Cannabis für den persönlichen Gebrauch in lizenzierten Apotheken zu besitzen und zu kaufen. Die Besitzgrenzen wurden auf 30 Gramm getrocknete Blüten oder deren Äquivalent festgelegt, und Einzelpersonen dürfen bis zu vier Cannabispflanzen für den persönlichen Gebrauch zu Hause anbauen.

Das Legalisierungsgesetz führte auch Vorschriften für den kommerziellen Anbau, die Verarbeitung und den Verkauf von Cannabisprodukten ein, wobei lizenzierte Unternehmen strengen Qualitätskontroll- und Lizenzanforderungen unterliegen. Darüber hinaus wurde das Konzept der Cannabis Social Clubs eingeführt, das den gemeinsamen Anbau und

Konsum von Cannabis durch registrierte Mitglieder in privaten, nichtkommerziellen Umgebungen ermöglicht.

Die Legalisierung von Cannabis für den Freizeitgebrauch in Deutschland stellt einen bedeutenden Wandel in der Drogenpolitik dar und spiegelt die wachsende Erkenntnis wider, dass evidenzbasierte Ansätze zur Drogenregulierung erforderlich sind. Durch die Legalisierung und Regulierung von Cannabis will Deutschland die mit der Prohibition verbundenen Schäden wie illegalen Drogenhandel, organisierte Kriminalität und soziale Ungleichheiten verringern und gleichzeitig die öffentliche Gesundheit, die Verbrauchersicherheit und die persönliche Freiheit fördern. Es bestehen jedoch weiterhin Herausforderungen bei der wirksamen Umsetzung und Durchsetzung des neuen Gesetzes, einschließlich der Berücksichtigung von Bedenken hinsichtlich des Zugangs Minderjähriger, des Fahrens unter Alkoholeinfluss und der Auswirkungen auf die öffentliche Gesundheit und Sicherheit. Eine kontinuierliche Überwachung, Bewertung und Anpassung der Cannabisvorschriften wird von entscheidender Bedeutung sein, um den Erfolg und die Nachhaltigkeit des neuen deutschen Ansatzes zur Cannabislegalisierung sicherzustellen.

Unbeantwortete Fragen und anhaltende Debatten

Trotz der bahnbrechenden Legalisierung von Cannabis für Erwachsene in Deutschland bestehen weiterhin zahlreiche rechtliche Unsicherheiten und anhaltende Debatten hinsichtlich der Umsetzung und künftigen Entwicklung des neuen Gesetzes.

1. Vorschriften für die gewerbliche Produktion und den Einzelhandelsverkauf:

Ein Bereich der Unsicherheit dreht sich um die Vorschriften für die kommerzielle Produktion und den Einzelhandelsverkauf von Cannabisprodukten. Während das Gesetz Lizenzanforderungen und Qualitätskontrollstandards für kommerzielle Cannabisunternehmen festlegt, werden spezifische Details zu Anbauquoten, Vertriebskanälen und Einzelhandelslizenzprozessen noch ausgearbeitet. Darüber hinaus bleiben Fragen zur Rolle von Kleinanbauern, kooperativen Anbaumodellen und handwerklichen Cannabisproduzenten im Rahmen des regulierten Marktes offen.

2. Herausforderungen bei der Umsetzung:

Die Umsetzung des neuen Cannabisgesetzes bringt verschiedene Herausforderungen mit sich, darunter die Gewährleistung der Qualitätskontrolle und die Verhinderung der Abzweigung auf den Schwarzmarkt. Die Einführung robuster Regulierungsaufsichtsmechanismen, einschließlich Produkttests, Kennzeichnungsvorschriften und Lieferkettenverfolgung, wird für die Gewährleistung der Verbrauchersicherheit und der öffentlichen Gesundheit von entscheidender Bedeutung sein. Darüber hinaus werden wirksame Durchsetzungsstrategien und die Zusammenarbeit zwischen Strafverfolgungsbehörden und Regulierungsbehörden von entscheidender Bedeutung sein, um den illegalen Anbau, Handel und Verkauf von Cannabis zu bekämpfen.

3. Debatten über mögliche zukünftige Änderungen:

Die laufenden Debatten drehen sich um mögliche zukünftige Änderungen des Rechtsrahmens, wie etwa die Zulassung kommerzieller Cannabisbetriebe, darunter Cannabiscafés, Lounges und Orte für den sozialen Konsum. Während das aktuelle Gesetz den persönlichen Anbau und Konsum von Cannabis erlaubt, besteht ein wachsendes Interesse an der Schaffung regulierter Räume, in denen Erwachsene Cannabisprodukte in einem sozialen Umfeld kaufen und konsumieren können. Befürworter argumentieren, dass regulierte Cannabisbetriebe den verantwortungsvollen Konsum fördern, den öffentlichen Konsum in öffentlichen Räumen reduzieren und Steuereinnahmen für die örtlichen Gemeinden generieren könnten. Gegner äußern jedoch Bedenken hinsichtlich einer möglichen Normalisierung des Cannabiskonsums, des Zugangs von Minderjährigen, des Fahrens unter Alkoholeinfluss und der Risiken für die öffentliche Sicherheit.

Während die Legalisierung von Cannabis für den Freizeitgebrauch in Deutschland einen wichtigen Meilenstein in der Reform der Drogenpolitik darstellt, bleiben wichtige Fragen und Debatten hinsichtlich der Regulierung, Umsetzung und zukünftigen Ausrichtung der Cannabispolitik im Land bestehen. Die Beseitigung rechtlicher Unsicherheiten, die Überwindung von Umsetzungsschwierigkeiten und die Teilnahme an einem fortlaufenden Dialog und der Konsultation von Interessengruppen werden für den Erfolg und die Nachhaltigkeit des neuen Ansatzes Deutschlands zur Legalisierung von Cannabis von entscheidender Bedeutung sein.

Internationale Auswirkungen:

Die Legalisierung von Cannabis für Erwachsene in Deutschland hat das Potenzial, die Rechtslandschaft für Cannabis nicht nur in Europa, sondern auch weltweit zu beeinflussen und Diskussionen und Debatten über eine Reform der Cannabispolitik auszulösen.

1. Auswirkungen auf europäische Länder:

Die Entscheidung Deutschlands, Cannabis zu legalisieren, könnte andere europäische Länder dazu ermutigen, ihre Herangehensweise an die Cannabisregulierung zu überdenken. Als eine der größten Volkswirtschaften Europas könnten die Maßnahmen Deutschlands als Katalysator für Nachbarländer dienen, alternative Modelle der Cannabislegalisierung oder -regulierung zu erkunden. Länder mit bestehenden medizinischen Cannabisprogrammen oder Entkriminalisierungspolitiken könnten besonders geneigt sein, ihre Cannabisgesetze als Reaktion auf die sich entwickelnde öffentliche Meinung, Beweise für die Vorteile der Legalisierung und den Druck von Befürwortern und Interessenvertretern weiter zu liberalisieren.

2. Globale Diskussionen zur Reform der Cannabispolitik:

Die Legalisierung von Cannabis für den Freizeitgebrauch in Deutschland könnte auch weitreichendere Auswirkungen auf die globalen Diskussionen über eine Reform der Cannabispolitik haben. Der Schritt könnte den laufenden

Debatten in internationalen Foren wie den Vereinten Nationen und der Weltgesundheitsorganisation über die Klassifizierung von Cannabis und die Notwendigkeit evidenzbasierter Ansätze zur Drogenregulierung neuen Schwung verleihen. Indem Deutschland demonstriert, dass ein großes europäisches Land erfolgreich einen regulierten Cannabismarkt einführen kann, könnte es andere Länder dazu inspirieren, ihre eigene Drogenpolitik zu überdenken und progressivere und pragmatischere Ansätze zur Cannabisregulierung zu verfolgen.

Zusammenfassend lässt sich sagen, dass die Legalisierung von Cannabis für Erwachsene in Deutschland nicht nur die Rechtslandschaft für Cannabis in anderen europäischen Ländern beeinflussen könnte, sondern auch die globalen Diskussionen über eine Reform der Cannabispolitik. Indem Deutschland ein Modell für eine verantwortungsvolle und evidenzbasierte Cannabisregulierung bietet, könnte es andere Länder ermutigen, alternative Ansätze zur Cannabislegalisierung zu erkunden, die mit der Prohibition verbundenen Schäden zu verringern und die öffentliche Gesundheit und Sicherheit zu fördern. Die kontinuierliche Überwachung und Bewertung des deutschen Cannabispolitikexperiments wird für die Gestaltung zukünftiger politischer Entscheidungen und die Förderung einer evidenzbasierten Drogenpolitikreform weltweit von entscheidender Bedeutung sein.

Kapitel 5: Analyse von Bedenken und potenziellen Schlupflöchern

Umleitung zum Schwarzmarkt:

Preisunterschiede:

Eine der Hauptsorgen im Zusammenhang mit der Legalisierung von Cannabis ist das Potenzial hoher Steuern und Regulierungskosten, die zu einer Preisdiskrepanz zwischen legalen und auf dem Schwarzmarkt gehandelten Cannabisprodukten führen könnten. Legale Cannabisprodukte unterliegen häufig hohen Steuern, Lizenzgebühren und Kosten für die Einhaltung von Vorschriften, was ihre Einzelhandelspreise erheblich erhöhen kann. Im Gegensatz dazu werden Schwarzmarktbetreiber durch solche Kosten nicht belastet und können Produkte zu niedrigeren Preisen anbieten. Diese Preisdiskrepanz könnte Verbraucher dazu veranlassen, auf den Schwarzmarkt umzusteigen, um Geld zu sparen, insbesondere wenn die Preise für legales Cannabis unerschwinglich hoch werden.

Produktverfügbarkeit:

Ein weiterer Faktor, der zur Abwanderung auf den Schwarzmarkt beitragen kann, ist die begrenzte Verfügbarkeit und Vielfalt legaler Cannabisprodukte. Gesetzliche Beschränkungen, wie z. B. Lizenzobergrenzen für Anbau und Einzelhandel, können das Angebot legaler Cannabisprodukte einschränken, was zu Engpässen oder langen Wartezeiten für die Verbraucher führt. Darüber hinaus können Vorschriften zur

Produktstärke, Verpackung und Vermarktung die Vielfalt der auf dem legalen Markt erhältlichen Produkte einschränken, sodass einige Verbraucher mit der verfügbaren Auswahl unzufrieden sind. Im Gegensatz dazu bietet der Schwarzmarkt möglicherweise eine breitere Produktpalette, darunter Sorten mit höherer Stärke und Produkte, die auf dem legalen Markt nicht zugelassen sind, und zieht so Verbraucher an, die nach bestimmten Produkten oder Erfahrungen suchen.

Herausforderungen bei der Durchsetzung:

Die Durchsetzung von Gesetzen gegen den illegalen Anbau und Vertrieb von Cannabis stellt die Strafverfolgungsbehörden vor erhebliche Herausforderungen. Illegale Cannabishändler agieren möglicherweise im Verborgenen, was es den Behörden erschwert, ihre Aktivitäten aufzudecken und zu unterbinden. Darüber hinaus erschwert die dezentrale Natur des Schwarzmarkts in Verbindung mit der Anonymität, die Online-Plattformen und verschlüsselte Kommunikationskanäle bieten, die Identifizierung und strafrechtliche Verfolgung illegaler Händler. Begrenzte Ressourcen und konkurrierende Prioritäten der Strafverfolgungsbehörden verschärfen die Herausforderungen bei der Durchsetzung noch weiter und führen möglicherweise dazu, dass sich illegale Cannabisgeschäfte ungehindert ausbreiten können.

Die Abzweigung auf den Schwarzmarkt bleibt in Ländern, in denen Cannabis legalisiert oder reguliert ist, ein erhebliches Problem. Preisunterschiede, begrenzte Produktverfügbarkeit und Durchsetzungsschwierigkeiten können die Ziele der Legalisierung untergraben, darunter die Reduzierung des illegalen Drogenhandels, die Förderung der öffentlichen

Sicherheit und die Generierung von Steuereinnahmen. Die Bewältigung dieser Herausforderungen erfordert einen umfassenden Ansatz, der die behördliche Aufsicht mit Bemühungen zur Bekämpfung illegaler Aktivitäten, zur Förderung des Zugangs der Verbraucher zu legalen Produkten und zur Gewährleistung der Lebensfähigkeit der legalen Cannabisindustrie in Einklang bringt. Eine kontinuierliche Überwachung, Bewertung und Anpassung der Cannabisvorschriften wird von entscheidender Bedeutung sein, um die Risiken der Abzweigung auf den Schwarzmarkt zu verringern und die Vorteile der Legalisierung zu maximieren.

Fahren unter Einfluss (DUI):

Fehlende standardisierte Tests:

Die Entwicklung zuverlässiger und genauer Methoden zur Straßentestung von Cannabisvergiftungen stellt Strafverfolgungsbehörden und politische Entscheidungsträger vor eine große Herausforderung. Anders als Alkohol, der durch Atemalkoholtests mit gut etablierten gesetzlichen Grenzwerten für die Beeinträchtigung nachgewiesen werden kann, ist die Feststellung einer Beeinträchtigung durch Cannabis komplexer. Herkömmliche Methoden der Drogentestung wie Blut- und Urintests sind für den Einsatz im Straßenverkehr nicht gut geeignet und spiegeln den aktuellen Grad der Beeinträchtigung möglicherweise nicht genau wider. Darüber hinaus kann THC, der wichtigste psychoaktive Bestandteil von Cannabis, noch Tage oder sogar Wochen nach dem Konsum in Körperflüssigkeiten nachweisbar bleiben, was es schwierig macht, festzustellen, ob ein Fahrer zum Zeitpunkt des Tests beeinträchtigt war. Die Entwicklung standardisierter

Straßentestgeräte, die die Beeinträchtigung durch Cannabis in Echtzeit genau messen können, ist weiterhin ein Bereich der Forschung und Innovation.

Verzögerter Beginn und Nachwirkungen:

Die Bestimmung der Beeinträchtigung durch Cannabis im Vergleich zu Alkohol wird durch den verzögerten Beginn und die anhaltenden Auswirkungen der Cannabisvergiftung noch komplizierter. Während eine Alkoholvergiftung typischerweise unmittelbare und vorhersehbare Beeinträchtigungen der motorischen Fähigkeiten und der kognitiven Funktionen hervorruft, können die Auswirkungen von Cannabis je nach Faktoren wie Dosis, Stärke, Häufigkeit des Konsums und individueller Verträglichkeit stark variieren. Darüber hinaus kann sich eine Cannabisvergiftung in subtilen Beeinträchtigungen der Reaktionszeit, Koordination und Entscheidungsfindung äußern, die ohne spezielle Testgeräte oder geschulte Beobachter schwer zu erkennen sein können. Darüber hinaus können die Nachwirkungen des Cannabiskonsums noch lange nach Abklingen der akuten Vergiftung anhalten und möglicherweise noch Stunden oder sogar Tage nach dem Konsum zu Beeinträchtigungen führen. Die Aufklärung von Polizeibeamten, medizinischem Fachpersonal und der Öffentlichkeit über die Nuancen der Beeinträchtigung durch Cannabis und die Grenzen der aktuellen Testmethoden ist für die Förderung der genauen Erkennung und Prävention von Cannabis-bezogenen DUI-Vorfällen von entscheidender Bedeutung.

Aufklärung und Sensibilisierung der Öffentlichkeit:

Aufklärungskampagnen spielen eine entscheidende Rolle bei der Sensibilisierung für die Risiken des Fahrens unter dem Einfluss von Cannabis und der Förderung eines verantwortungsvollen Verhaltens der Autofahrer. Diese Kampagnen sollten sich darauf konzentrieren, Mythen über die Beeinträchtigung durch Cannabis zu zerstreuen, Autofahrer über die Auswirkungen von Cannabis auf die Fahrleistung aufzuklären und praktische Strategien zur Vermeidung von Situationen unter Einfluss von Cannabis am Steuer bereitzustellen. Zu den wichtigsten Botschaften können die Wichtigkeit einer vorausschauenden Planung und der Organisation alternativer Transportmittel gehören, wenn Sie Cannabis konsumieren möchten, das Verständnis der möglichen Folgen von Fahren unter Einfluss und die Ermutigung von Passanten, einzugreifen, wenn sie den Verdacht haben, dass jemand unter Einfluss fährt. Indem sie Einzelpersonen mit genauen Informationen ausstatten und eine Kultur der Verantwortung und Rechenschaftspflicht fördern, können Aufklärungskampagnen dazu beitragen, die Häufigkeit von Cannabis-bezogenen Fällen von Fahren unter Einfluss von Cannabis zu verringern und sicherere Straßen für alle zu schaffen.

Bedenken hinsichtlich der öffentlichen Gesundheit:

Erhöhte Nutzung:

Die Legalisierung von Cannabis gibt Anlass zur Sorge über einen möglichen Anstieg des Cannabiskonsums, insbesondere bei gefährdeten Bevölkerungsgruppen wie Jugendlichen. Forschungsergebnisse deuten darauf hin, dass die

Legalisierung zu einer größeren Verfügbarkeit und gesellschaftlichen Akzeptanz von Cannabis führen könnte, was zu einem höheren Konsum-, Experimentier- und Einstiegsquoten unter Jugendlichen führen könnte. Früher und häufiger Cannabiskonsum während der Adoleszenz wurde mit verschiedenen negativen Folgen in Verbindung gebracht, darunter kognitive Beeinträchtigungen, psychische Störungen und Drogenmissbrauchsprobleme im späteren Leben. Darüber hinaus könnte die Normalisierung des Cannabiskonsums Präventionsbemühungen untergraben und zu einer Kultur des Drogenkonsums beitragen, die sich über Generationen hinweg fortsetzen könnte. Um den Bedenken hinsichtlich eines erhöhten Cannabiskonsums zu begegnen, sind umfassende Präventionsstrategien erforderlich, darunter gezielte Aufklärungskampagnen, Regulierung von Marketing und Werbung sowie Beschränkungen des Zugangs von Jugendlichen zu Cannabisprodukten.

Qualitätskontrolle und Produktsicherheit:

Die Gewährleistung der Sicherheit und Qualität legaler Cannabisprodukte ist für den Schutz der öffentlichen Gesundheit und des Wohlbefindens der Verbraucher von entscheidender Bedeutung. Vorschriften für den Anbau, die Verarbeitung und den Vertrieb von Cannabis sollten strenge Qualitätskontrollmaßnahmen umfassen, um die mit Verunreinigungen, Pestiziden und anderen schädlichen Substanzen verbundenen Risiken zu minimieren. Darüber hinaus sind genaue Kennzeichnungs- und Dosierungsinformationen von entscheidender Bedeutung, damit Verbraucher fundierte Entscheidungen über den Cannabiskonsum treffen und unbeabsichtigte Überdosierungen oder Nebenwirkungen vermeiden können. Regelmäßige Tests und Inspektionen von Cannabisprodukten durch Aufsichtsbehörden können dazu beitragen, potenzielle Sicherheitsprobleme zu identifizieren und zu beheben, das Vertrauen der Verbraucher zu stärken und die öffentlichen Gesundheitsstandards einzuhalten.

Auswirkungen auf die psychische Gesundheit:

Laufende Forschungsarbeiten deuten darauf hin, dass Cannabiskonsum mit verschiedenen psychischen Gesundheitsrisiken verbunden sein kann, insbesondere für gefährdete Bevölkerungsgruppen wie Personen mit bereits bestehenden psychischen Erkrankungen oder genetischen Veranlagungen. Während einige Studien auf einen möglichen therapeutischen Nutzen von Cannabis bei bestimmten psychischen Störungen wie Angstzuständen und PTBS hinweisen, haben andere Studien Bedenken geäußert, dass Cannabiskonsum die Symptome von Psychosen, Schizophrenie und Stimmungsstörungen verschlimmern könnte. Die diesen Zusammenhängen zugrunde liegenden Mechanismen sind komplex und vielschichtig und beinhalten Wechselwirkungen zwischen genetischen, umweltbedingten und neurobiologischen Faktoren. Daher ist weitere Forschung erforderlich, um die möglichen Auswirkungen des Cannabiskonsums auf die psychische Gesundheit besser zu verstehen und evidenzbasierte Präventions-, Interventions- und Behandlungsstrategien für gefährdete Bevölkerungsgruppen zu entwickeln. Darüber hinaus sollten sich die Bemühungen im

Bereich der öffentlichen Gesundheit darauf konzentrieren, einen verantwortungsvollen Cannabiskonsum zu fördern, Einzelpersonen über mögliche Risiken aufzuklären und Unterstützung und Ressourcen für diejenigen bereitzustellen, die mit Substanzmissbrauch oder psychischen Problemen zu kämpfen haben.

Soziale und rechtliche Unsicherheiten:

Probleme am Arbeitsplatz:

Die Legalisierung von Cannabis wirft mehrere Herausforderungen in Bezug auf Cannabiskonsum und Arbeitsplatzrichtlinien auf. Ein Problem ist die Schwierigkeit, eine durch Cannabis hervorgerufene Beeinträchtigung zu beurteilen und klare Richtlinien für den Umgang mit behinderungsbedingten Problemen am Arbeitsplatz festzulegen. Anders als bei Alkohol, der durch Atemalkoholtests zuverlässig nachgewiesen werden kann, ist die Prüfung auf eine durch Cannabis hervorgerufene Beeinträchtigung komplexer und spiegelt möglicherweise nicht genau den aktuellen Behinderungsgrad einer Person wider. Darüber hinaus können die psychoaktiven Wirkungen von Cannabis je nach Faktoren wie Dosis, Stärke und individueller Verträglichkeit stark variieren, was es für Arbeitgeber schwierig macht, festzustellen, ob ein Mitarbeiter arbeitsfähig ist. Richtlinien für Drogentests am Arbeitsplatz können auch einer rechtlichen Prüfung unterliegen, insbesondere in

Rechtsgebieten, in denen Cannabis für medizinische oder Freizeitzwecke legal ist. Arbeitgeber müssen Bedenken hinsichtlich der Sicherheit und Produktivität am Arbeitsplatz mit dem Respekt für die Datenschutzrechte und medizinischen Bedürfnisse der Mitarbeiter in Einklang bringen.

Öffentlicher Konsum und Geruchsprobleme:

Ein weiterer Problembereich ist der öffentliche Konsum von Cannabis und mögliche Belästigungsfaktoren wie anhaltender Geruch. Während die Legalisierung von Cannabis Erwachsenen den Besitz und Konsum von Cannabis für den persönlichen Gebrauch in privaten Umgebungen erlauben kann, kann der öffentliche Konsum in bestimmten Rechtsgebieten weiterhin verboten oder Beschränkungen unterworfen sein. Bedenken hinsichtlich der Belastung durch Passivrauchen und der möglichen Auswirkungen auf Nichtkonsumenten, insbesondere in dicht besiedelten Gebieten oder Innenräumen, können politische Entscheidungsträger dazu veranlassen, Vorschriften zu erlassen, die regeln, wo und wie Cannabis konsumiert werden darf. Darüber hinaus kann anhaltender Geruch von Cannabisrauch oder -dampf eine Herausforderung für Immobilienbesitzer, Vermieter und Unternehmen darstellen, die eine rauchfreie Umgebung aufrechterhalten und Beschwerden von Anwohnern oder Kunden entgegennehmen möchten.

Rechtliche Unstimmigkeiten:

Die Legalisierung von Cannabis kann zu rechtlichen Grauzonen und Widersprüchen zwischen Bundes- und Landesgesetzen führen, insbesondere in föderalen Systemen, in denen die Cannabisgesetze auf nationaler und subnationaler

Ebene unterschiedlich sein können. In Ländern wie den Vereinigten Staaten und Kanada beispielsweise ist Cannabis nach Bundesrecht nach wie vor illegal, während bestimmte Staaten und Provinzen Cannabis für medizinische oder Freizeitzwecke legalisiert haben. Diese Diskrepanzen können bei Einzelpersonen, Unternehmen, Strafverfolgungsbehörden und Aufsichtsbehörden Verwirrung und Unsicherheit stiften und zu Herausforderungen bei der Durchsetzung, Einhaltung und Auslegung des Gesetzes führen. Die Beseitigung rechtlicher Widersprüche kann eine Koordinierung und Zusammenarbeit zwischen Bundes- und subnationalen Regierungen sowie einen fortlaufenden Dialog und die Anpassung der Cannabisvorschriften an sich entwickelnde gesellschaftliche Normen und Prioritäten erfordern.

Strategien zur Milderung der potenziellen Nachteile der Legalisierung

Regierungen können verschiedene Strategien verfolgen, um die potenziellen Nachteile der Cannabislegalisierung abzumildern. Diese Strategien konzentrieren sich darauf, die Regulierungsaufsicht mit der Förderung der öffentlichen Gesundheit und Sicherheit, der Gewährleistung des Verbraucherschutzes und der Reduzierung illegaler Marktaktivitäten in Einklang zu bringen.

1. Festlegung angemessener Steuersätze und Vorschriften für legale Cannabisunternehmen:

Eine Schlüsselstrategie besteht darin, angemessene Steuersätze und Vorschriften für legale Cannabisunternehmen festzulegen, um erhebliche Preisunterschiede zwischen legalen und Schwarzmarktprodukten zu vermeiden. Übermäßige Besteuerung und belastende Vorschriften können Verbraucher dazu verleiten, nach billigeren, unregulierten Optionen zu suchen, was die Ziele der Legalisierung untergräbt. Durch die Festlegung wettbewerbsfähiger Steuersätze und die Vereinfachung von Lizenzierungsprozessen können Regierungen legales Cannabis für Verbraucher zugänglicher und attraktiver machen und so den Anreiz verringern, es aus illegalen Quellen zu kaufen. Darüber hinaus können Steueranreize oder Subventionen für kleine und handwerkliche Cannabisproduzenten dazu beitragen, den Markt zu diversifizieren und gerechte wirtschaftliche Chancen innerhalb der legalen Branche zu fördern.

2. Entwicklung robuster Test- und Durchsetzungsmechanismen zur Eindämmung von Schwarzmarktaktivitäten:

Um den Schwarzmarkt wirksam zu bekämpfen, sollten Regierungen in robuste Test- und Durchsetzungsmechanismen investieren. Dazu gehört die Finanzierung von Strafverfolgungsbehörden, um illegale Cannabisgeschäfte aufzudecken und zu unterbinden, sowie die Umsetzung umfassender Produkttestprotokolle, um die Sicherheit und Qualität legaler Cannabisprodukte zu gewährleisten. Technologien wie Blockchain zur Nachverfolgung der Lieferkette können Transparenz und Rechenschaftspflicht verbessern, sodass sich die Herkunft von Cannabisprodukten leichter zurückverfolgen und eine Abzweigung auf den Schwarzmarkt verhindern lässt. Die Zusammenarbeit mit internationalen Partnern und der Austausch bewährter Verfahren können ebenfalls die Durchsetzungsbemühungen stärken und den grenzüberschreitenden illegalen Cannabishandel eindämmen.

3. Investition in Aufklärungskampagnen zum verantwortungsvollen Cannabiskonsum und Fahren unter Alkoholeinfluss:

Aufklärungskampagnen spielen eine entscheidende Rolle bei der Förderung eines verantwortungsvollen Cannabiskonsums und der Sensibilisierung für die Risiken des Fahrens unter Cannabiseinfluss. Diese Kampagnen sollten evidenzbasiert und auf verschiedene demografische Gruppen zugeschnitten sein und sich auf die möglichen gesundheitlichen Auswirkungen des Cannabiskonsums, sichere Konsumpraktiken und die rechtlichen Folgen von Fahren unter Drogeneinfluss konzentrieren. Die Nutzung verschiedener Medienplattformen, einschließlich sozialer Medien, kann dazu beitragen, ein breites Publikum zu erreichen und fundierte Entscheidungen zu fördern. Darüber hinaus können Aufklärungsinitiativen in Schulen und Gemeindezentren jungen Menschen das Wissen und die Fähigkeiten vermitteln, verantwortungsvolle Entscheidungen in Bezug auf den Cannabiskonsum zu treffen.

4. Schaffung klarer Vorschriften für Produktsicherheit, Kennzeichnung und Vermarktung:

Klare Vorschriften für Produktsicherheit, Kennzeichnung und Vermarktung sind unerlässlich, um Verbraucher zu schützen und das Vertrauen der Öffentlichkeit in die legale Cannabisindustrie aufrechtzuerhalten. Regierungen sollten strenge Teststandards vorschreiben, um Verunreinigungen wie Pestizide, Schwermetalle und mikrobielle Verunreinigungen festzustellen. Genaue Kennzeichnungsvorschriften, einschließlich Angaben zu THC- und CBD-Gehalt, Dosierungsinformationen und potenziellen Gesundheitsrisiken, können Verbrauchern helfen, fundierte Entscheidungen zu treffen. Vermarktungsbeschränkungen, wie das Verbot von Werbung, die sich an Minderjährige richtet, und das Verbot irreführender Gesundheitsaussagen, können die Normalisierung des Cannabiskonsums verhindern und gefährdete Bevölkerungsgruppen schützen. Die Gewährleistung einer konsequenten Durchsetzung dieser Vorschriften wird dazu beitragen, einen sicheren und transparenten legalen Markt zu schaffen.

Durch die Umsetzung dieser Strategien können Regierungen die potenziellen Nachteile der Cannabislegalisierung angehen und gleichzeitig die Vorteile maximieren. Die Festlegung angemessener Steuersätze, die Verbesserung der Durchsetzungsmechanismen, Investitionen in die öffentliche Bildung und die Schaffung klarer regulatorischer Rahmenbedingungen sind allesamt wichtige Bestandteile eines umfassenden Ansatzes zur Cannabisregulierung, bei dem die öffentliche Gesundheit und Sicherheit im Vordergrund stehen.

Kapitel 6: Der Bundesrat: Bedenken und Überlegungen

Die Stimme des Bundesrates: Ein Überblick über die Anliegen

Der Bundesrat ist eines der beiden gesetzgebenden Organe in Deutschland und vertritt die Bundesländer auf nationaler Ebene. Er spielt eine entscheidende Rolle im Gesetzgebungsprozess, indem er die vom Bundestag verabschiedeten Gesetze überprüft und billigt. Der Bundesrat stellt sicher, dass die Interessen der Bundesländer in der nationalen Gesetzgebung berücksichtigt werden. Seine Zustimmung ist häufig für Gesetze erforderlich, die staatliche Zuständigkeiten betreffen.

In Bezug auf das neue Cannabisgesetz hat der Bundesrat mehrere zentrale Bedenken hinsichtlich der Durchsetzung, der Sicherheit und des Jugendschutzes geäußert:

1. Durchsetzung:

Der Bundesrat hat Bedenken hinsichtlich der praktischen Herausforderungen bei der Durchsetzung der neuen Cannabis-Verordnung geäußert. Bedenken bestehen unter anderem hinsichtlich der ausreichenden Ressourcen und Ausbildung der Strafverfolgungsbehörden, um cannabisbezogene Aktivitäten wirksam zu überwachen und zu kontrollieren. Auch der potenzielle Anstieg illegaler Cannabisgeschäfte trotz der Schaffung eines legalen Marktes ist beunruhigend. Der Bundesrat betont die Notwendigkeit robuster Durchsetzungsmechanismen, um eine Abzweigung auf den Schwarzmarkt zu verhindern und die Einhaltung gesetzlicher Standards sicherzustellen.

2. Sicherheit:

Im Mittelpunkt der Kritik des Bundesrates stehen Sicherheitsbedenken, insbesondere im Hinblick auf die gesundheitlichen Folgen des weit verbreiteten Cannabiskonsums. Es werden strenge Qualitätskontrollmaßnahmen gefordert, um sicherzustellen, dass legale Cannabisprodukte frei von schädlichen Verunreinigungen sind. Darüber hinaus betont der Bundesrat die Bedeutung umfassender Testprotokolle und genauer Kennzeichnung, um Verbraucher vor versehentlichem Überkonsum oder dem Kontakt mit unsicheren Substanzen zu schützen. Die Gewährleistung, dass der legale Markt mit hohen Sicherheitsstandards funktioniert, wird als wesentlich angesehen, um das Vertrauen der Öffentlichkeit zu gewinnen und die öffentliche Gesundheit zu schützen.

3. Jugendschutz:

Der Schutz Minderjähriger vor den möglichen Gefahren des Cannabiskonsums ist dem Bundesrat ein wichtiges Anliegen. Es gibt Befürchtungen, dass die Legalisierung zu einer erhöhten Zugänglichkeit und Normalisierung von Cannabis unter Jugendlichen führen könnte. Der Bundesrat plädiert für strenge Altersbeschränkungen und Maßnahmen, um den Zugang Minderjähriger zu Cannabisprodukten zu verhindern. Dazu gehören die Regulierung des Marketings und der Werbung für Cannabis, um sicherzustellen, dass es für Jugendliche nicht attraktiv ist, sowie die Umsetzung von

Bildungsprogrammen, um Jugendliche über die mit dem Cannabiskonsum verbundenen Risiken zu informieren.

Die Bedenken des Bundesrates hinsichtlich des neuen Cannabisgesetzes spiegeln den Schwerpunkt auf die Gewährleistung einer effektiven Durchsetzung, die Aufrechterhaltung hoher Sicherheitsstandards und den Schutz Jugendlicher vor den potenziellen Risiken des Cannabiskonsums wider. Die Berücksichtigung dieser Bedenken wird für die erfolgreiche Umsetzung des Gesetzes und das Erreichen seiner beabsichtigten Ziele in Bezug auf öffentliche Gesundheit und Sicherheit von entscheidender Bedeutung sein.

Herausforderungen bei der Durchsetzung

Ressourcenbeschränkungen:

Eine der größten Sorgen des Bundesrates hinsichtlich des neuen Cannabisgesetzes ist der potenzielle Mangel an ausreichenden Ressourcen und Personal, um es wirksam durchzusetzen. Die Umsetzung umfassender Cannabisvorschriften erfordert erhebliche Investitionen in Strafverfolgungs- und Regulierungsbehörden, um die Einhaltung zu überwachen und illegale Aktivitäten zu bekämpfen. Der Bundesrat befürchtet, dass die Behörden ohne ausreichende Finanzierung und Personalausstattung Schwierigkeiten haben könnten, den Anforderungen der Überwachung des legalen Marktes und der Bekämpfung des illegalen Anbaus und Vertriebs gerecht zu werden. Für eine wirksame Durchsetzung ist eine spezielle Ausbildung der Strafverfolgungsbeamten erforderlich, um mit cannabisbezogenen Problemen umzugehen, einschließlich der Erkennung illegaler Geschäfte und der Sicherstellung, dass legale Unternehmen Sicherheits- und Qualitätsstandards einhalten.

Zwischenstaatliche Zusammenarbeit:

Die Koordinierung der Durchsetzungsmaßnahmen in den verschiedenen Bundesländern stellt eine weitere Komplexitätsebene dar. Die einzelnen Bundesländer verfügen möglicherweise über unterschiedliche Kapazitäten, Prioritäten und Ressourcen, was möglicherweise zu Abweichungen bei der Umsetzung und Durchsetzung des Cannabisgesetzes führt. Der Bundesrat ist besorgt über die Einheitlichkeit und Wirksamkeit der Durchsetzungsmaßnahmen über die Bundesländergrenzen hinweg, was von entscheidender Bedeutung ist, um Schlupflöcher zu vermeiden, die von illegalen Betreibern ausgenutzt werden könnten. Um eine einheitliche Anwendung des Gesetzes zu gewährleisten, sind eine starke zwischenstaatliche Zusammenarbeit, klare Kommunikationskanäle und standardisierte Verfahren erforderlich, um Unstimmigkeiten zu beseitigen und sicherzustellen, dass die Durchsetzungsmaßnahmen bundesweit kohärent und wirksam sind.

Beständigkeit auf dem Schwarzmarkt:

Der fortbestehende Schwarzmarkt für Cannabis bereitet dem Bundesrat große Sorgen. Trotz der Einführung eines Rechtsrahmens besteht Skepsis hinsichtlich der Wirksamkeit des Gesetzes zur Ausrottung des illegalen Cannabishandels. Faktoren wie Preisunterschiede zwischen legalen und illegalen Produkten, die begrenzte Verfügbarkeit von legalem Cannabis in der Anfangsphase des Marktes und die Verwurzelung des Schwarzmarkts könnten die Bemühungen zur Eindämmung illegaler Aktivitäten behindern. Der Bundesrat betont die Notwendigkeit robuster Strategien zur Unterminierung des Schwarzmarkts, wie etwa wettbewerbsfähige Preise, die Gewährleistung einer breiten Produktverfügbarkeit und strenge Durchsetzungsmaßnahmen gegen illegale Betreiber. Ohne diese Maßnahmen besteht das Risiko, dass die Verbraucher weiterhin auf illegale Quellen zurückgreifen und damit die Ziele des neuen Gesetzes untergraben.

Die Bedenken des Bundesrates hinsichtlich der Durchsetzungsprobleme unterstreichen die Notwendigkeit angemessener Ressourcen, einer wirksamen zwischenstaatlichen Zusammenarbeit und Strategien zur Bekämpfung des Schwarzmarkts. Die Lösung dieser Probleme ist für die erfolgreiche Umsetzung des Cannabisgesetzes von entscheidender Bedeutung. Nur so kann sichergestellt werden, dass die Ziele des Gesetzes erreicht werden: die Reduzierung illegaler Aktivitäten, der Schutz der öffentlichen Gesundheit und die Aufrechterhaltung der Sicherheits- und Qualitätsstandards auf dem legalen Cannabismarkt.

Sicherheits-Bedenken

Qualitätskontrolle und Produkttests:

Der Bundesrat hat erhebliche Bedenken hinsichtlich der Angemessenheit der Vorschriften zur Qualitätskontrolle und

Produktprüfung legaler Cannabisprodukte geäußert. Um die Verbraucher vor potenziellen Gesundheitsrisiken zu schützen, muss sichergestellt werden, dass alle Cannabisprodukte strenge Sicherheits- und Qualitätsstandards erfüllen. Der Bundesrat betont die Notwendigkeit umfassender Testprotokolle zum Nachweis von Verunreinigungen wie Pestiziden, Schwermetallen und mikrobiellen Verunreinigungen. Außerdem wird eine genaue Kennzeichnung des THC- und CBD-Gehalts gefordert, um einen versehentlichen Überkonsum zu verhindern und sicherzustellen, dass die Verbraucher gut über die von ihnen verwendeten Produkte informiert sind. Der Bundesrat betont, dass ohne strenge Qualitätskontrollmaßnahmen und regelmäßige Inspektionen die Gefahr besteht, dass minderwertige oder unsichere Produkte auf den legalen Markt gelangen und das Vertrauen der Verbraucher und die Ziele der öffentlichen Gesundheit untergraben.

Auswirkungen auf die öffentliche Gesundheit:

Der Bundesrat ist besonders besorgt über die potenziellen Gesundheitsrisiken, die mit der zunehmenden Verfügbarkeit und Verwendung von Cannabis einhergehen. Eine große Sorge ist die Möglichkeit einer erhöhten Abhängigkeit von Cannabis, insbesondere bei gefährdeten Bevölkerungsgruppen wie Jugendlichen und Personen mit einer Drogenvorgeschichte. Das Risiko einer versehentlichen Einnahme durch Kinder ist ein weiteres kritisches Problem angesichts der Verbreitung essbarer Cannabisprodukte, die mit normalen Lebensmitteln verwechselt werden können. Um diese Risiken zu mindern, plädiert der Bundesrat für strenge Verpackungs- und Kennzeichnungsvorschriften, kindersichere Behälter und klare

Warnungen vor den potenziellen Gefahren des Cannabiskonsums. Darüber hinaus werden öffentliche Gesundheitskampagnen, die die Öffentlichkeit über den verantwortungsvollen Umgang mit Cannabis und seine potenziellen Risiken aufklären sollen, als wesentliche Bestandteile einer umfassenden Strategie zum Schutz der öffentlichen Gesundheit angesehen.

Fahren unter dem Einfluss:

Die Entwicklung zuverlässiger Methoden zur Erkennung von Cannabis-Fahrern ist eine komplexe Herausforderung, die der Bundesrat mit großer Sorge betrachtet. Anders als bei Alkohol, bei dem ein Atemalkoholtest eine schnelle und genaue Messung der Beeinträchtigung ermöglicht, ist die Erkennung einer Cannabisvergiftung aufgrund der unterschiedlichen Auswirkungen von Cannabis auf einzelne Personen und der anhaltenden Präsenz von THC-Metaboliten im Körper noch lange nach Abklingen der psychoaktiven Wirkung problematischer. Der Bundesrat betont die Notwendigkeit der Forschung und Entwicklung standardisierter Straßentestgeräte, mit denen die Beeinträchtigung durch Cannabis in Echtzeit genau gemessen werden kann. Darüber hinaus werden klare gesetzliche Grenzwerte für den THC-Gehalt von Autofahrern und eine gründliche Schulung von Polizeibeamten zur Erkennung von Anzeichen einer Beeinträchtigung durch Cannabis gefordert. Aufklärungsinitiativen zur Sensibilisierung der Öffentlichkeit für die Gefahren des Fahrens unter Cannabiseinfluss werden ebenfalls als entscheidend erachtet, um die Verkehrssicherheit zu gewährleisten und Unfälle im

Zusammenhang mit Beeinträchtigung des Fahrens zu verhindern.

Die Sicherheitsbedenken des Bundesrates in Bezug auf das neue Cannabisgesetz konzentrieren sich auf die Gewährleistung einer strengen Qualitätskontrolle und Produktprüfung, die Bekämpfung von Gesundheitsrisiken wie erhöhter Abhängigkeit und versehentlicher Einnahme sowie die Entwicklung zuverlässiger Methoden zur Erkennung von Fahren unter Cannabiseinfluss. Die Bewältigung dieser Bedenken durch umfassende Vorschriften, öffentliche Aufklärung und kontinuierliche Forschung ist für die erfolgreiche Umsetzung des Cannabisgesetzes und den Schutz der öffentlichen Gesundheit und Sicherheit von entscheidender Bedeutung.

Jugendschutzmaßnahmen

Altersbeschränkungen und Zugangskontrolle:

Der Bundesrat ist zutiefst besorgt über die Wirksamkeit von Altersbeschränkungen und Zugangskontrollmaßnahmen zur Verhinderung des Cannabiskonsums bei Minderjährigen. Um sicherzustellen, dass legales Cannabis nur für Erwachsene zugänglich ist, sind robuste Überprüfungssysteme an den Verkaufsstellen erforderlich, seien es physische Geschäfte oder Online-Plattformen. Der Bundesrat betont die Bedeutung strenger Altersüberprüfungsverfahren, um Käufe durch Minderjährige zu verhindern, einschließlich der Verwendung von Identitätsprüfungen und sicheren digitalen Überprüfungsmethoden. Darüber hinaus gibt es Bedenken hinsichtlich der Möglichkeit, dass Erwachsene Cannabis im

Auftrag von Minderjährigen kaufen, eine Praxis, die als "Strohmannkauf" bekannt ist. Um dem entgegenzuwirken, plädiert der Bundesrat für strenge Strafen und Durchsetzungsmaßnahmen gegen Personen und Unternehmen, die Minderjährigen den Zugang zu Cannabis ermöglichen. Darüber hinaus müssen die Gründung von Cannabis-Social-Clubs und die Regulierung des Eigenanbaus sorgfältig überwacht werden, um Minderjährigen den Zugang zu diesen Cannabisquellen zu verwehren.

Aufklärung und Sensibilisierung der Öffentlichkeit:

Der Bundesrat sieht Aufklärungskampagnen als wichtige Instrumente an, um junge Menschen über die mit dem Cannabiskonsum verbundenen Risiken zu informieren. Diese Kampagnen sollten auf Fakten basieren und so gestaltet sein, dass sie bei jungen Menschen Anklang finden. Sie sollten klare und genaue Informationen über die möglichen gesundheitlichen Auswirkungen von Cannabis liefern, darunter seine Auswirkungen auf die Gehirnentwicklung, die kognitiven Funktionen und die psychische Gesundheit. Der Bundesrat betont, dass Aufklärungsinitiativen in Schullehrpläne und Gemeinschaftsprogramme integriert werden müssen, um eine breite Reichweite und Wirksamkeit sicherzustellen. Darüber hinaus ist die Zusammenarbeit mit Gesundheitsfachleuten, Pädagogen und Eltern von entscheidender Bedeutung, um die Botschaft zu verstärken und ein unterstützendes Umfeld zu schaffen, in dem Jugendliche fundierte Entscheidungen über den Cannabiskonsum treffen können. Indem sie das Bewusstsein schärfen und gesunde Verhaltensweisen fördern, können diese Kampagnen dazu beitragen, das Risiko eines frühen Einstiegs und häufigen Konsums bei Jugendlichen zu verringern.

Marketing- und Werbebeschränkungen:

Der Bundesrat ist auch besorgt über mögliche Schlupflöcher in den Marketing- und Werbevorschriften, die unbeabsichtigt junge Menschen ansprechen könnten. Effektive Marketingbeschränkungen sind entscheidend, um die Normalisierung und Glorifizierung des Cannabiskonsums unter Minderjährigen zu verhindern. Der Bundesrat plädiert für umfassende Vorschriften, die Cannabiswerbung in für Jugendliche zugänglichen Medien und an für Jugendliche zugänglichen Orten verbieten, wie etwa auf Social-Media-Plattformen, im öffentlichen Nahverkehr und in der Nähe von Schulen und Spielplätzen. Darüber hinaus sollten Vorschriften die Verwendung von Verpackungen und Marken verbieten, die Kinder ansprechen, wie etwa leuchtende Farben, Zeichentrickfiguren oder bonbonähnliche Erscheinungen. Es ist auch wichtig sicherzustellen, dass Marketingmaterialien den verantwortungsvollen Umgang mit Cannabis und das gesetzliche Konsumalter hervorheben. Der Bundesrat fordert eine aufmerksame Überwachung und Durchsetzung dieser Beschränkungen, um Versuche der Cannabisindustrie zu verhindern, die Vorschriften zu umgehen und junge Zielgruppen anzusprechen.

Zusammenfassend lässt sich sagen, dass sich die Bedenken des Bundesrates hinsichtlich Jugendschutzmaßnahmen auf die Wirksamkeit von Altersbeschränkungen und Zugangskontrollen, die Bedeutung von Aufklärungs- und Sensibilisierungskampagnen sowie die Notwendigkeit strenger

Marketing- und Werbevorschriften konzentrieren. Diese Bedenken durch umfassende und durchsetzbare Maßnahmen auszuräumen ist von entscheidender Bedeutung, um Minderjährige vor den potenziellen Gefahren des Cannabiskonsums zu schützen und eine verantwortungsvolle Umsetzung des neuen Cannabisgesetzes sicherzustellen.

Die Bedenken ansprechen: Ein Weg nach vorn

Um den Bedenken des Bundesrates und anderer Interessenvertreter Rechnung zu tragen, ist ein vielschichtiger Ansatz erforderlich, der eine wirksame Durchsetzung gewährleistet, die öffentliche Gesundheit schützt und Minderjährige vor möglichen Schäden bewahrt. Hier sind einige mögliche Lösungen und Strategien zur Bewältigung dieser Probleme:

Erhöhung der Mittel für Strafverfolgungsbehörden und -personal:

Um das neue Cannabisgesetz wirksam durchzusetzen, ist es entscheidend, den Strafverfolgungsbehörden und Regulierungsbehörden ausreichend Ressourcen und Finanzmittel zur Verfügung zu stellen. Dazu gehört die Einstellung zusätzlichen Personals, die Bereitstellung spezieller Schulungen und die Investition in fortschrittliche Technologien zur Überwachung und Aufdeckung illegaler Cannabisaktivitäten. Eine ausreichende Finanzierung wird es den Strafverfolgungsbehörden ermöglichen, regelmäßige Inspektionen von Cannabisunternehmen durchzuführen, illegale Anbau- und Vertriebsnetzwerke zu untersuchen und die Einhaltung gesetzlicher Standards sicherzustellen. Eine

Stärkung der behördenübergreifenden Zusammenarbeit und Koordinierung auf Bundes- und Landesebene kann auch die Durchsetzungsbemühungen verbessern und Inkonsistenzen bei der Anwendung des Gesetzes in verschiedenen Regionen beseitigen.

Implementierung robuster Qualitätskontroll- und Produkttestverfahren:

Die Gewährleistung der Sicherheit und Qualität legaler Cannabisprodukte ist von größter Bedeutung. Die Entwicklung und Durchsetzung strenger Qualitätskontroll- und Produkttestverfahren trägt dazu bei, die Verbraucher vor schädlichen Verunreinigungen zu schützen und eine genaue Kennzeichnung des THC- und CBD-Gehalts sicherzustellen. Dies kann durch die Einführung standardisierter Testprotokolle und Zertifizierungsprozesse für Cannabisproduzenten und -labore erreicht werden. Regelmäßige Audits und Inspektionen der Produktionsanlagen gewährleisten die Einhaltung dieser Standards. Darüber hinaus kann die Schaffung einer zentralen Datenbank zur Verfolgung von Cannabisprodukten vom Samen bis zum Verkauf die Transparenz und Rechenschaftspflicht verbessern, eine Abzweigung auf den Schwarzmarkt verhindern und sicherstellen, dass nur sichere, qualitativ hochwertige Produkte die Verbraucher erreichen.

Entwicklung umfassender Aufklärungskampagnen für die Öffentlichkeit:

Aufklärungskampagnen sind unerlässlich, um das Bewusstsein für den verantwortungsvollen Umgang mit Cannabis und seine potenziellen Risiken zu schärfen. Diese Kampagnen sollten auf unterschiedliche Altersgruppen und Bevölkerungsgruppen zugeschnitten sein und verschiedene Medienplattformen nutzen, um ein breites Publikum zu erreichen. Für junge Menschen sollten Aufklärungsinitiativen in Schullehrpläne und Gemeinschaftsprogramme integriert werden und klare und genaue Informationen über die Auswirkungen von Cannabis auf die Gehirnentwicklung, die psychische Gesundheit und das allgemeine Wohlbefinden vermitteln. Die Zusammenarbeit mit Gesundheitsfachleuten, Pädagogen und Eltern kann diese Botschaften verstärken und ein unterstützendes Umfeld für fundierte Entscheidungen schaffen. Die öffentliche Aufklärung sollte auch die Risiken des Fahrens unter dem Einfluss von Cannabis ansprechen und die Bedeutung eines sicheren und verantwortungsvollen Konsums betonen.

Verschärfung der Altersbeschränkungen und Zugangskontrollmaßnahmen:

Um den Cannabiskonsum bei Minderjährigen zu verhindern, ist es unerlässlich, strenge Altersbeschränkungen und Zugangskontrollmaßnahmen einzuführen und durchzusetzen. Dazu gehören strenge Altersüberprüfungsprozesse an den Verkaufsstellen, sei es in physischen Geschäften oder auf Online-Plattformen. Der Einsatz fortschrittlicher Technologien wie der biometrischen Überprüfung kann die Wirksamkeit dieser Maßnahmen verbessern. Darüber hinaus wird die Verhängung strenger Strafen für Personen und Unternehmen, die Minderjährigen den Zugang zu Cannabis ermöglichen, eine abschreckende Wirkung haben. Es ist auch wichtig, den Anbau zu Hause und den Betrieb von Cannabis-Clubs zu regulieren, um sicherzustellen, dass Minderjährige keinen Zugang zu diesen Cannabisquellen haben. Klare Richtlinien und Durchsetzungsmaßnahmen werden dazu beitragen, die Integrität der Altersbeschränkungen aufrechtzuerhalten und junge Menschen vor den potenziellen Gefahren des Cannabiskonsums zu schützen.

Zusammenfassend lässt sich sagen, dass zur Berücksichtigung der vom Bundesrat und anderen Interessenvertretern geäußerten Bedenken ein umfassender und koordinierter Ansatz erforderlich ist. Die Erhöhung der Mittel für die Durchsetzung, die Umsetzung robuster Qualitätskontrollmaßnahmen, die Entwicklung gezielter Aufklärungskampagnen für die Öffentlichkeit und die Verschärfung der Altersbeschränkungen sind entscheidende Schritte zur erfolgreichen Umsetzung des neuen Cannabisgesetzes. Indem diese Strategien der öffentlichen Gesundheit und Sicherheit Priorität einräumen, können sie dazu beitragen, die Ziele des Gesetzes zu erreichen und gleichzeitig potenzielle Nachteile abzumildern und gefährdete Bevölkerungsgruppen zu schützen.

Kapitel 7: Außer Reichweite aufbewahren: Strategien zur Verhinderung des Zugriffs Minderjähriger

Da Cannabis in vielen Teilen der Welt zunehmend legalisiert oder entkriminalisiert wird, ist es von größter Bedeutung, sicherzustellen, dass es nicht in die Hände von Minderjährigen gelangt. Dieses Kapitel befasst sich mit den vielschichtigen Strategien, die erforderlich sind, um den Zugang Minderjähriger zu Cannabis in einer Landschaft zu verhindern, in der sich sein Rechtsstatus weiterentwickelt. Der Schutz junger Menschen vor den potenziellen Gefahren des Cannabiskonsums erfordert einen umfassenden Ansatz, der strenge Regulierungsmaßnahmen, eine wirksame Durchsetzung, eine umfassende Aufklärung der Öffentlichkeit und das Engagement der Gemeinschaft umfasst. Durch die Untersuchung bewährter Verfahren und innovativer Lösungen aus verschiedenen Rechtsgebieten soll dieses Kapitel einen Leitfaden für politische Entscheidungsträger, Pädagogen und Gemeinschaften bereitstellen, um das Wohlergehen Minderjähriger zu schützen und sich gleichzeitig an die sich ändernden rechtlichen Rahmenbedingungen für Cannabis anzupassen. In den folgenden Abschnitten werden die Strategien und Interventionen, die eingesetzt werden können, um Cannabis außerhalb der Reichweite Minderjähriger zu halten, im Detail untersucht, um sicherzustellen, dass die Vorteile der Legalisierung nicht auf Kosten unserer Jugend gehen.

Eine Mauer bauen: Maßnahmen zur Altersüberprüfung

Sichere Lizenzierung und ID-Prüfung:

Ein sicheres Lizenzierungssystem für Cannabishändler ist von grundlegender Bedeutung, um Minderjährigen den Zugang zu Cannabis zu verwehren. Lizenzierte Cannabisunternehmen müssen verpflichtet werden, bei jedem Einkauf strenge Verfahren zur Identitätsprüfung einzuführen, um sicherzustellen, dass nur Erwachsene Cannabisprodukte kaufen können. Dazu gehört die Schulung des Personals, gültige Ausweise zu erkennen und gefälschte Ausweise zu entdecken. Einzelhändler sollten verpflichtet werden, Ausweisscanner zu verwenden, die das Alter des Käufers schnell und genau überprüfen können. Darüber hinaus können regelmäßige Audits und Konformitätsprüfungen durch Aufsichtsbehörden dazu beitragen, dass Einzelhändler diese Überprüfungsstandards konsequent einhalten. Die Einführung erheblicher Strafen bei Nichteinhaltung kann als Abschreckung gegen Versäumnisse bei den Altersüberprüfungsprozessen wirken.

Online-Verifizierungssysteme:

Angesichts des Anstiegs von Online-Shopping und Lieferdiensten ist es von entscheidender Bedeutung, sicherzustellen, dass online gekauftes Cannabis nur an Erwachsene geliefert wird. Online-Altersüberprüfungssysteme können in dieser Hinsicht ein wirksames Instrument sein. Diese Systeme erfordern, dass Benutzer beim Kauf einen gültigen Ausweis vorlegen, der mithilfe digitaler Datenbanken überprüft werden kann. Fortschrittliche Technologien wie biometrische Überprüfung und Zwei-Faktor-Authentifizierung bieten zusätzliche Sicherheitsebenen und stellen sicher, dass die Person, die die Bestellung aufgibt, tatsächlich volljährig ist. Darüber hinaus sollte das Lieferpersonal verpflichtet sein, das Alter des Empfängers zum Zeitpunkt der Lieferung zu überprüfen, um eine zweistufige Überprüfung sowohl beim Kauf als auch bei der Lieferung sicherzustellen. Die Implementierung dieser Systeme kann dazu beitragen, zu verhindern, dass Minderjährige Altersbeschränkungen über Online-Kanäle umgehen.

Lehren aus anderen Branchen:

Die Alkohol- und Tabakindustrie bietet wertvolle Beispiele für effektive Altersüberprüfungspraktiken. Diese Branchen verfügen über langjährige Vorschriften und Durchsetzungsmechanismen, um den Verkauf an Minderjährige zu verhindern. Alkoholhändler müssen beispielsweise häufig jeden Ausweis von Personen verlangen, die jünger als ein bestimmtes Alter (z. B. 25 Jahre) zu sein scheinen, um das Risiko des Verkaufs an Minderjährige zu minimieren. In ähnlicher Weise verwenden Tabakhändler automatische Ausweisscanner zur Altersüberprüfung. Trotz dieser Maßnahmen bleiben Herausforderungen bestehen, wie die Verwendung gefälschter Ausweise und laxe Durchsetzung. Aus diesen Erfahrungen lernend, kann die Cannabisindustrie ähnliche erfolgreiche Praktiken übernehmen und gleichzeitig Innovationen entwickeln, um potenzielle Fallstricke zu umgehen. So kann die Wirksamkeit beispielsweise durch den Einsatz moderner Technologien für eine sicherere Ausweisüberprüfung und die Gewährleistung einer kontinuierlichen Schulung des Personals in Bezug auf Altersüberprüfungsverfahren verbessert werden. Darüber hinaus können Aufklärungskampagnen die Bedeutung der Verhinderung des Zugriffs durch Minderjährige betonen und die Bemühungen der Gemeinschaft unterstützen, diese Standards aufrechtzuerhalten.

Die strengen Maßnahmen zur Altersüberprüfung sind unerlässlich, um zu verhindern, dass Cannabis in die Hände von Minderjährigen gelangt. Durch die Einführung sicherer Lizenzsysteme, die Durchführung umfassender ID-Kontrollen, die Nutzung moderner Online-Überprüfungstechnologien und das Lernen aus den Erfahrungen anderer Branchen mit Altersbeschränkung kann die Cannabisbranche eine starke Barriere gegen den Zugriff Minderjähriger aufbauen. Diese Strategien tragen nicht nur zum Schutz junger Menschen bei, sondern gewährleisten auch die Integrität und den Erfolg legaler Cannabismärkte.

Fortress Packaging: Produkte sichern

Kindergesicherte Verpackung:

Kindersichere Verpackungen sind ein entscheidender Faktor, um die versehentliche Einnahme von Cannabis durch kleine Kinder zu verhindern. Die Vorschriften sollten vorschreiben, dass alle Cannabisprodukte in Behältern verpackt werden müssen, die strengen Standards für Kindersicherheit entsprechen, wie sie beispielsweise von Organisationen wie der Consumer Product Safety Commission (CPSC) festgelegt wurden. Diese Behälter sind so konzipiert, dass sie für kleine Kinder schwer zu öffnen sind, für Erwachsene aber dennoch zugänglich bleiben. Die Umsetzung solcher Verpackungsstandards kann das Risiko einer versehentlichen Einnahme, die zu schwerwiegenden gesundheitlichen Folgen für Kinder führen kann, erheblich verringern. Hersteller sollten ihre Verpackungen regelmäßig testen, um die Einhaltung der Vorschriften sicherzustellen, und kontinuierlich Innovationen entwickeln, um die Sicherheitsmerkmale ihrer Produkte zu verbessern. Darüber hinaus können öffentliche Aufklärungskampagnen die Verbraucher darüber informieren, wie wichtig es ist, Cannabisprodukte außerhalb der Reichweite von Kindern aufzubewahren, und so die Rolle kindersicherer Verpackungen als wichtige Sicherheitsmaßnahme unterstreichen.

Manipulationssichere Siegel:

Manipulationssichere Siegel bieten eine zusätzliche Sicherheitsebene, indem sie anzeigen, ob ein Cannabisprodukt geöffnet oder verändert wurde. Diese Siegel können Manipulationen und unbefugten Zugriff verhindern und sicherstellen, dass der Inhalt vom Herstellungsort bis zum Konsum sicher bleibt. Vorschriften sollten vorschreiben, dass alle Cannabisprodukte mit manipulationssicheren Siegeln versehen sein müssen, und diese Siegel sollten so gestaltet sein, dass sie auffällig und schwer zu kopieren sind. Manipulationssichere Verpackungen geben den Verbrauchern die Gewissheit, dass die von ihnen gekauften Produkte unversehrt und sicher sind. Darüber hinaus kann die Aufklärung der Verbraucher, vor der Verwendung eines

Cannabisprodukts auf diese Siegel zu achten, ihre Rolle bei der Gewährleistung der Produktsicherheit stärken. Die Verwendung manipulationssicherer Siegel unterstützt auch die Regulierungsbemühungen, indem sie in Fällen, in denen Manipulationen vermutet werden, klare Beweise liefern und so die Durchsetzung und Einhaltungskontrollen erleichtern.

Standardisierte Kennzeichnung:

Eine klare und standardisierte Kennzeichnung ist entscheidend, um Verbraucher über den Inhalt und die sichere Verwendung von Cannabisprodukten zu informieren. Etiketten sollten detaillierte Informationen wie die Konzentration von THC und CBD, Dosierungsrichtlinien und Verfallsdaten enthalten. Wichtig ist, dass die Etiketten deutliche Warnungen über die Risiken des Konsums durch Minderjährige und mögliche gesundheitliche Auswirkungen enthalten, einschließlich der Gefahren des Cannabiskonsums während der Schwangerschaft oder Stillzeit und der Risiken im Zusammenhang mit Fahren unter Alkoholeinfluss. Eine standardisierte Kennzeichnung trägt dazu bei, sicherzustellen, dass alle Verbraucher einheitliche Informationen erhalten, unabhängig von der Marke oder dem Produkttyp. Sie hilft auch bei der Einhaltung gesetzlicher Anforderungen und hilft, Fehlinformationen zu vermeiden. Aufklärungskampagnen können die Bedeutung des Lesens und Verstehens von Produktkennzeichnungen unterstreichen und so verantwortungsvolle Konsumpraktiken fördern. Eine klare Kennzeichnung in Kombination mit kindersicheren Verpackungen und manipulationssicheren Siegeln ergibt eine umfassende Verpackungsstrategie, die die Sicherheit von Cannabisprodukten erhöht.

Die Sicherung von Cannabisprodukten durch kindersichere Verpackungen, manipulationssichere Siegel und standardisierte Kennzeichnung ist unerlässlich, um den Zugriff Minderjähriger und die versehentliche Einnahme zu verhindern. Diese Maßnahmen stellen sicher, dass Cannabis sicher verpackt und ordnungsgemäß gekennzeichnet bleibt, und schützen sowohl die Verbraucher als auch die breitere Öffentlichkeit. Durch die Umsetzung und Durchsetzung dieser Verpackungsstandards können die Regulierungsbehörden die mit Cannabisprodukten verbundenen Risiken in einem legalisierten Umfeld erheblich reduzieren.

Die Wissenslücke schließen: Aufklärungskampagnen für die Öffentlichkeit

Zielgruppe: Eltern und Erzieher:

Aufklärungskampagnen, die sich an Eltern und Erzieher richten, sind entscheidend, um den Cannabiskonsum Minderjähriger zu verhindern. Eltern und Erzieher spielen eine wichtige Rolle bei der Gestaltung der Einstellungen und Verhaltensweisen junger Menschen gegenüber Cannabis. Diese Kampagnen sollten umfassende Informationen über die mit dem Cannabiskonsum Minderjähriger verbundenen Risiken liefern, einschließlich der möglichen Auswirkungen auf die Gehirnentwicklung, die geistige Gesundheit und die schulischen Leistungen. Sie sollten auch praktische Ratschläge bieten, wie man mit Kindern und Teenagern offene und ehrliche Gespräche über Cannabis führen kann. Workshops, Seminare und Informationsressourcen können Eltern und Erziehern die Werkzeuge an die Hand geben, die sie benötigen, um die Gefahren des Cannabiskonsums und die Bedeutung gesunder Entscheidungen effektiv zu kommunizieren. Indem sie ein unterstützendes und informiertes Umfeld schaffen, können diese Kampagnen dazu beitragen, den Cannabiskonsum Minderjähriger zu verhindern.

Peer-to-Peer-Bildungsprogramme:

Peer-to-Peer-Aufklärungsprogramme nutzen den Einfluss von Gleichaltrigen, um Informationen über die Risiken des Cannabiskonsums zu verbreiten. Junge Menschen sind für Botschaften von Gleichaltrigen oft empfänglicher als von Erwachsenen. Im Rahmen dieser Programme werden junge Führungskräfte darin geschult, ihre Altersgenossen über die Auswirkungen von Cannabis aufzuklären, ihnen zu zeigen, wie sie dem Gruppenzwang widerstehen und welche Vorteile eine gesunde Lebensführung mit sich bringt. Peer-Educators können eine verständliche Sprache und Beispiele aus dem echten Leben verwenden, um eine Verbindung zu ihrem Publikum herzustellen und die Informationen zugänglicher und wirkungsvoller zu machen. Schulen, Gemeindezentren und Jugendorganisationen können diese Programme unterstützen und sicherstellen, dass sie weithin zugänglich sind. Indem sie eine Kultur der informierten Entscheidungsfindung unter jungen Menschen fördern, kann Peer-to-Peer-Aufklärung eine wirksame Strategie zur Reduzierung des Cannabiskonsums bei Minderjährigen sein.

Nutzung sozialer Medien:

Social-Media-Plattformen sind ein wirksames Instrument, um junge Menschen mit Aufklärungsbotschaften über den verantwortungsvollen Cannabiskonsum zu erreichen und den Zugang Minderjähriger zu verhindern. Angesichts der weit verbreiteten Nutzung sozialer Medien unter Teenagern und jungen Erwachsenen können diese Plattformen Informationen effektiv verbreiten und ein breites Publikum ansprechen. Aufklärungskampagnen können soziale Medien nutzen, um sachliche Inhalte über die Risiken des Cannabiskonsums zu teilen, gesunde Verhaltensweisen zu fördern und

Hilfesuchenden Ressourcen bereitzustellen. Interaktive Elemente wie Videos, Quizze und Infografiken können die Inhalte ansprechend und leicht teilbar machen. Die Zusammenarbeit mit Influencern, die bei jungen Zielgruppen Anklang finden, kann die Reichweite und Wirkung dieser Botschaften ebenfalls verstärken. Indem sie die Macht sozialer Medien nutzen, können öffentliche Aufklärungskampagnen einen kontinuierlichen und dynamischen Dialog über den Cannabiskonsum schaffen und sicherstellen, dass genaue und verantwortungsvolle Informationen diejenigen erreichen, die sie am dringendsten benötigen.

Zusammenfassend lässt sich sagen, dass es für die Verhinderung des Cannabiskonsums Minderjähriger unerlässlich ist, die Wissenslücke durch gezielte Aufklärungskampagnen zu schließen. Indem diese Kampagnen sich auf Eltern und Erzieher konzentrieren, Peer-to-Peer-Aufklärung nutzen und die Macht der sozialen Medien ausnutzen, können sie junge Menschen effektiv informieren und beeinflussen. Umfassende und ansprechende Aufklärungsbemühungen können eine gut informierte Jugendbevölkerung fördern, die die Risiken des Cannabiskonsums versteht und gesündere Entscheidungen trifft.

Aufbau einer Community-Unterstützung

Einbeziehung der Strafverfolgungsbehörden:

Die Zusammenarbeit zwischen Strafverfolgungsbehörden und Beamten des öffentlichen Gesundheitswesens ist von entscheidender Bedeutung, um den Zugang Minderjähriger zu

Cannabis zu bekämpfen. Die Strafverfolgungsbehörden können eine proaktive Rolle bei Aufklärungs- und Präventionsbemühungen in der Bevölkerung spielen. Durch die Zusammenarbeit können Strafverfolgungsbehörden und Beamte des öffentlichen Gesundheitswesens umfassende Strategien entwickeln und umsetzen, die Strafverfolgung mit Aufklärung kombinieren. Gemeinsame Schulungsprogramme können den Beamten das nötige Wissen vermitteln, um die gesundheitlichen Aspekte des Cannabiskonsums zu verstehen und die Bevölkerung effektiv über die Risiken zu informieren. Darüber hinaus können die Strafverfolgungsbehörden dabei helfen, die Einhaltung der Altersüberprüfungsgesetze in Einzelhandelsgeschäften zu überwachen und gegen illegale Verkaufs- und Vertriebsnetze vorzugehen, die auf Minderjährige abzielen. Dieser kollaborative Ansatz gewährleistet einen ausgewogenen Fokus auf Prävention, Aufklärung und Strafverfolgung und verbessert die allgemeine Wirksamkeit der Bemühungen, Cannabis von jungen Menschen fernzuhalten.

Community-Outreach-Programme:

Community-Outreach-Programme sind unerlässlich, um Eltern, Jugendgruppen und lokale Unternehmen in die Bemühungen einzubinden, den Cannabiskonsum Minderjähriger zu verhindern. Diese Programme können Workshops, Bürgerversammlungen und Informationsveranstaltungen umfassen, bei denen verschiedene Interessengruppen zusammenkommen, um die Auswirkungen der Cannabislegalisierung und die Bedeutung der Verhinderung des Zugangs Minderjähriger zu diskutieren. Indem Community-Mitglieder in die Diskussion einbezogen werden, können Outreach-Programme ein Gefühl gemeinsamer Verantwortung und kollektiven Handelns fördern. Lokale Unternehmen, darunter Cannabishändler, können ermutigt werden, an diesen Programmen teilzunehmen, indem sie verantwortungsvolle Verkaufspraktiken fördern und Bildungsinitiativen unterstützen. Die direkte Einbindung von Jugendgruppen kann jungen Menschen auch eine Plattform bieten, um ihre Bedenken zu äußern und zur Entwicklung von Strategien beizutragen, die bei ihren Altersgenossen Anklang finden. Community-Outreach-Programme helfen beim Aufbau eines unterstützenden Netzwerks, das die Gesundheit und Sicherheit Minderjähriger in den Vordergrund stellt.

Meldemechanismen:

Die Einrichtung klarer und zugänglicher Meldemechanismen für den Verdacht auf Cannabiskonsum Minderjähriger ist für eine effektive Überwachung und Intervention in der Gemeinde von entscheidender Bedeutung. Diese Mechanismen können anonyme Hotlines, Online-Meldeportale und Partnerschaften mit lokalen Organisationen umfassen, die die Meldung und Folgemaßnahmen erleichtern. Ein unkomplizierter Meldeprozess kann Gemeindemitglieder dazu ermutigen, zu handeln, wenn sie den Verdacht haben, dass Minderjährige Cannabis besorgen oder konsumieren. Es ist wichtig, dass diese Mechanismen gut bekannt sind und das Vertrauen der Gemeinde genießen, um sicherzustellen, dass sie effektiv genutzt werden. Sobald Meldungen eingehen, sollten angemessene Reaktionen nicht nur die Strafverfolgungsbehörden, sondern auch das öffentliche Gesundheitswesen und die Sozialdienste einbeziehen, um den betroffenen Familien Unterstützung und Ressourcen bereitzustellen. Durch die Schaffung einer robusten Meldeinfrastruktur können Gemeinden den Cannabiskonsum Minderjähriger besser angehen und eindämmen und so rechtzeitig eingreifen und Unterstützung gewährleisten.

Um Minderjährigen den Zugang zu Cannabis zu verwehren, ist es unerlässlich, die Unterstützung der Gemeinschaft zu gewinnen. Die Einbeziehung der Strafverfolgungsbehörden, die Umsetzung von Programmen zur Öffentlichkeitsarbeit und die Einrichtung wirksamer Meldemechanismen schaffen einen umfassenden Rahmen für die Lösung dieses Problems. Diese Strategien stellen sicher, dass alle Interessengruppen der Gemeinschaft einbezogen werden und zusammenarbeiten, um junge Menschen vor den potenziellen Gefahren des Cannabiskonsums zu schützen. Durch Zusammenarbeit, Aufklärung und aktive Teilnahme können Gemeinschaften eine sicherere und gesündere Umgebung für ihre Jugend schaffen.

Das langfristige Ziel: Kontinuierliche Überwachung und Bewertung

Bedeutung einer kontinuierlichen Überwachung und Bewertung:

Den Zugang von Minderjährigen zu Cannabis zu verhindern, ist eine dynamische Herausforderung, die ständige Aufmerksamkeit und Anpassung erfordert. Laufende Überwachung und Bewertung sind entscheidende Komponenten jeder umfassenden Strategie, um ihre Wirksamkeit und Nachhaltigkeit sicherzustellen. Durch systematisches Sammeln und Analysieren von Daten zu verschiedenen Präventionsbemühungen können politische

Entscheidungsträger und Gemeindeleiter feststellen, was funktioniert und was nicht. Dieser Prozess umfasst die Verfolgung von Kennzahlen wie der Häufigkeit des Cannabiskonsums Minderjähriger, Fälle versehentlicher Einnahme und der Einhaltung der Vorschriften durch Einzelhändler. Regelmäßige Feedbackschleifen ermöglichen zeitnahe Anpassungen der Strategien und stellen sicher, dass die Interventionen relevant und wirkungsvoll bleiben. Wenn beispielsweise Daten auf einen Anstieg des Zugangs Minderjähriger über bestimmte Einzelhandelskanäle hinweisen, können gezielte Maßnahmen und zusätzliche Schulungen für diese Einzelhändler umgesetzt werden. Kontinuierliche Überwachung hilft auch dabei, aufkommende Trends und neue Risiken zu erkennen, wodurch proaktive statt reaktive Reaktionen möglich werden.

Möglicher weiterer Forschungsbedarf:

Weitere Forschung ist unerlässlich, um unser Verständnis der Wirksamkeit verschiedener Präventionsstrategien zu vertiefen. Während viele Ansätze auf bewährten Praktiken aus anderen Branchen mit Altersbeschränkung basieren, bringt Cannabis einzigartige Herausforderungen mit sich, die eine spezielle Untersuchung erfordern. Die Forschung kann verschiedene Aspekte untersuchen, wie etwa die vergleichende Wirksamkeit verschiedener Technologien zur Altersüberprüfung, die Auswirkungen von Aufklärungskampagnen auf das Verhalten von Jugendlichen und die langfristigen Ergebnisse von Programmen zur Öffentlichkeitsarbeit. Längsschnittstudien können Erkenntnisse darüber liefern, wie frühe Präventionsbemühungen das Verhalten im Laufe der Zeit beeinflussen, und so dazu beitragen, Strategien zu verfeinern und zu verbessern. Darüber hinaus kann die Forschung dazu beitragen, unbeabsichtigte Folgen der Legalisierung und Entkriminalisierung zu identifizieren, wie etwa Veränderungen der Substanzkonsummuster bei Minderjährigen. Durch Investitionen in solide Forschung können Interessenvertreter evidenzbasierte Richtlinien und Praktiken entwickeln, die mit größerer Wahrscheinlichkeit erfolgreich sind, den Cannabiskonsum Minderjähriger zu verhindern.

Zusammenfassend lässt sich sagen, dass die langfristige Verhinderung des Zugangs Minderjähriger zu Cannabis in hohem Maße auf den Grundsätzen der kontinuierlichen Überwachung, Bewertung und Forschung beruht. Indem die Gemeinschaften die Wirksamkeit der umgesetzten Strategien kontinuierlich bewerten und offen für Anpassungen auf der Grundlage empirischer Erkenntnisse sind, können sie sicherstellen, dass ihre Bemühungen wirksam bleiben und sich an veränderte Umstände anpassen. Dieser iterative Prozess verbessert nicht nur die aktuellen Präventionsmaßnahmen, sondern bildet auch eine solide Grundlage für zukünftige Initiativen zum Schutz Jugendlicher vor den potenziellen Gefahren des Cannabiskonsums.

Kapitel 8: Gefährdetes Entwicklungshirn: Cannabis und die Entwicklung von Jugendlichen

Wir untersuchen die besonderen Risiken, die mit dem Cannabiskonsum für Jugendliche und junge Erwachsene verbunden sind, eine Bevölkerungsgruppe, deren Gehirne sich noch in kritischen Entwicklungsstadien befinden. Das Gehirn von Jugendlichen macht erhebliche strukturelle und funktionelle Veränderungen durch, wodurch es besonders anfällig für die Auswirkungen von Substanzen wie Cannabis ist. Mit fortschreitenden Bemühungen um Legalisierung und Entkriminalisierung wird das Verständnis dieser Risiken für die Gestaltung von Gesundheitspolitiken und Präventionsstrategien immer wichtiger. Wir werden untersuchen, wie Cannabis mit dem sich entwickelnden Gehirn interagiert, welche langfristigen Auswirkungen es auf die kognitive und emotionale Gesundheit haben kann und wie hoch die Anfälligkeit junger Menschen für Sucht und psychische Störungen ist. Durch eine umfassende Untersuchung der aktuellen Forschung soll dieses Kapitel die besonderen Herausforderungen beleuchten, die der Cannabiskonsum bei Jugendlichen mit sich bringt, und die Notwendigkeit gezielter Aufklärungs- und Präventionsmaßnahmen unterstreichen.

Der reifende Geist: Die Entwicklung des Gehirns verstehen

Während der Adoleszenz und des jungen Erwachsenenalters, etwa zwischen dem 10. und 25. Lebensjahr, durchläuft das

Gehirn ein erhebliches Wachstum und verändert sich. Diese Phase ist gekennzeichnet durch die Reifung verschiedener Gehirnregionen und die Stärkung neuronaler Verbindungen durch einen Prozess, der als synaptische Beschneidung bekannt ist. Dabei eliminiert das Gehirn unnötige Neuronen und Synapsen, um die Effizienz zu steigern. Gleichzeitig findet eine Myelinisierung statt, bei der sich eine Fetthülle um die Nervenfasern bildet, die eine schnellere und effizientere Übertragung neuronaler Signale ermöglicht.

Einer der wichtigsten Bereiche des Gehirns, der sich in dieser Phase entwickelt, ist der präfrontale Kortex. Der präfrontale Kortex ist für exekutive Funktionen wie Entscheidungsfindung, Impulskontrolle, Planung und Gedächtnis verantwortlich. Diese Funktionen sind für komplexe kognitive Verhaltensweisen und soziale Interaktionen von entscheidender Bedeutung. Der präfrontale Kortex ist jedoch eine der letzten Gehirnregionen, die vollständig ausgereift ist, was ihn besonders anfällig für äußere Einflüsse, einschließlich Substanzkonsum, macht.

Jugendliche verlassen sich stark auf ihren präfrontalen Kortex, um die zunehmenden Anforderungen akademischer, sozialer und emotionaler Herausforderungen zu bewältigen. Eine Störung der Entwicklung dieser Region kann tiefgreifende Auswirkungen auf die Fähigkeit einer Person haben, vernünftige Entscheidungen zu treffen, Emotionen zu regulieren und Impulse zu kontrollieren. Angesichts seiner entscheidenden Rolle bei diesen exekutiven Funktionen kann jede Störung während dieser kritischen Phase möglicherweise langfristige Auswirkungen auf die kognitive und emotionale Gesundheit haben. Das Verständnis der Anfälligkeit des reifenden Gehirns gegenüber äußeren Einflüssen wie

Cannabis ist für die Entwicklung wirksamer Präventions- und Interventionsstrategien zum Schutz des Wohlbefindens junger Menschen von entscheidender Bedeutung.

Der THC-Faktor: Wie Cannabis das sich entwickelnde Gehirn beeinflusst

Tetrahydrocannabinol (THC), der primäre psychoaktive Bestandteil von Cannabis, entfaltet seine Wirkung durch Interaktion mit dem Endocannabinoid-System (ECS), einem wichtigen Regulationsnetzwerk im Gehirn. Das ECS besteht aus Endocannabinoiden, Rezeptoren (hauptsächlich CB1 und CB2) und Enzymen, die diese Endocannabinoide synthetisieren und abbauen. Dieses System spielt eine wichtige Rolle bei verschiedenen physiologischen Prozessen, darunter Stimmungsregulierung, Gedächtnis, Schmerzempfinden und, was wichtig ist, die Entwicklung des Gehirns.

Während der Pubertät ist das ECS besonders aktiv und trägt zur Feinabstimmung neuronaler Schaltkreise und zur Reifung von Gehirnregionen bei, die für höhere kognitive Funktionen wesentlich sind. THC ahmt die Wirkung von Endocannabinoiden nach, indem es an CB1-Rezeptoren bindet, die in Gehirnregionen, die eine kritische Entwicklung durchlaufen, wie dem präfrontalen Kortex, dem Hippocampus und der Amygdala, in großer Menge vorhanden sind.

Der präfrontale Kortex ist, wie bereits erwähnt, für exekutive Funktionen wie Entscheidungsfindung, Impulskontrolle und Planung von entscheidender Bedeutung. THC-Exposition während der Pubertät kann die Reifung dieser Region stören und möglicherweise diese kognitiven Fähigkeiten beeinträchtigen. Studien haben gezeigt, dass regelmäßiger Cannabiskonsum zu strukturellen Veränderungen im präfrontalen Kortex führen kann, was zu einem verringerten Volumen der grauen Substanz und einer veränderten Konnektivität führt, die bis ins Erwachsenenalter anhalten können.

Der Hippocampus ist ein weiterer Bereich, der erheblich von THC beeinflusst wird. Er ist für das Lernen und die Gedächtnisbildung von entscheidender Bedeutung. Der Kontakt von Jugendlichen mit THC kann die Funktion des Hippocampus beeinträchtigen, was zu Schwierigkeiten bei der Bildung neuer Erinnerungen und dem Erlernen neuer Informationen führt. Forschungsergebnisse deuten darauf hin, dass THC die synaptische Plastizität im Hippocampus verändern kann, die für die Konsolidierung und den Abruf von Erinnerungen von entscheidender Bedeutung ist.

Auch die Amygdala, die an der Regulierung und Verarbeitung von Emotionen beteiligt ist, ist anfällig für die Auswirkungen von THC. Veränderungen in der Amygdala durch Cannabiskonsum können die emotionale Reaktivität und Stressreaktionen beeinträchtigen und möglicherweise zur Entwicklung von Angst- und Stimmungsstörungen beitragen.

Insgesamt kann die Interaktion von THC mit dem ECS während der Pubertät die normale Gehirnentwicklung stören, was zu kognitiven Defiziten und emotionaler Dysregulation führt. Diese Veränderungen können dauerhafte Auswirkungen haben, was die Bedeutung des Verständnisses und der Minderung der mit dem Cannabiskonsum während dieser kritischen

Entwicklungsphase verbundenen Risiken unterstreicht. Da die Legalisierung und Verfügbarkeit von Cannabis zunimmt, ist es unerlässlich, junge Menschen und ihre Erziehungsberechtigten über diese potenziellen Risiken aufzuklären, um informierte und verantwortungsvolle Entscheidungen zu fördern.

Individuelle Vulnerabilität und Risikofaktoren

Die Auswirkungen des Cannabiskonsums auf das sich entwickelnde Gehirn sind nicht einheitlich; sie können je nach individueller Anfälligkeit und Risikofaktoren erheblich variieren. Genetik, familiäre Vorgeschichte psychischer Erkrankungen und bereits bestehende psychische Erkrankungen sind wichtige Faktoren, die beeinflussen können, wie junge Menschen auf Cannabis reagieren.

Genetik:

Die genetische Veranlagung spielt eine entscheidende Rolle dabei, wie Menschen THC verstoffwechseln und darauf reagieren. Bestimmte genetische Varianten können das Endocannabinoidsystem beeinflussen und die Empfindlichkeit einer Person gegenüber THC und anderen Cannabinoiden verändern. Beispielsweise können Variationen im Gen, das den CB1-Rezeptor kodiert, oder in Enzymen, die am Endocannabinoidstoffwechsel beteiligt sind, die Intensität und Dauer der Cannabiswirkung beeinflussen. Manche Menschen haben möglicherweise eine genetische Veranlagung, die sie anfälliger für die Nebenwirkungen von THC macht, wie etwa Angstzustände, Paranoia oder kognitive Beeinträchtigungen. Das Verständnis dieser genetischen Einflüsse kann dabei helfen, diejenigen zu identifizieren, bei denen das Risiko negativer Folgen des Cannabiskonsums höher ist.

Familiengeschichte psychischer Erkrankungen:

Eine Familiengeschichte psychischer Erkrankungen ist ein erheblicher Risikofaktor für die Entwicklung cannabisbedingter psychischer Probleme. Untersuchungen haben gezeigt, dass Personen mit einer familiären Veranlagung zu Erkrankungen wie Schizophrenie, bipolarer Störung oder schwerer depressiver Störung häufiger psychiatrische Nebenwirkungen auf Cannabis haben. THC kann bei genetisch anfälligen Personen Symptome verschlimmern oder auslösen und so möglicherweise den Ausbruch psychischer Erkrankungen beschleunigen. Bei der Beurteilung der Risiken des Cannabiskonsums ist es wichtig, die Familiengeschichte zu berücksichtigen, da sie wertvolle Erkenntnisse über die Anfälligkeit einer Person für die schädlichen Auswirkungen des Cannabiskonsums liefern kann.

Vorhandene psychische Erkrankungen:

Junge Menschen mit bestehenden psychischen Erkrankungen sind einem erhöhten Risiko ausgesetzt, negative Folgen des Cannabiskonsums zu erleiden. Erkrankungen wie Angstzustände, Depressionen, ADHS und PTBS können durch THC verschlimmert werden, was zu einer Verschlechterung der Symptome und einer größeren Schwierigkeit bei der Behandlung dieser Erkrankungen führt. Cannabiskonsum kann auch die Wirksamkeit verschriebener Medikamente und anderer Behandlungen für psychische Erkrankungen beeinträchtigen und die Behandlung dieser Erkrankungen erschweren.

Angesichts dieser individuellen Risikofaktoren ist es wichtig, bei der Erörterung der potenziellen Risiken des Cannabiskonsums mit jungen Menschen einen persönlichen Ansatz zu wählen. Die Aufklärung von Jugendlichen und ihren Familien über diese Gefährdungen kann ihnen helfen, fundierte Entscheidungen zu treffen und vorbeugende Maßnahmen zu ergreifen. Gesundheitsdienstleister und Pädagogen sollten diese Faktoren bei ihren Beratungs- und Unterstützungsbemühungen berücksichtigen und ihre Botschaften und Interventionen so anpassen, dass sie den spezifischen Risiken gerecht werden, denen Personen ausgesetzt sind, die anfälliger für cannabisbedingte Schäden sind.

Zusammenfassend lässt sich sagen, dass das Erkennen und Verstehen des Einflusses von Genetik, psychischen Erkrankungen in der Familie und bereits bestehenden psychischen Erkrankungen bei der Beurteilung der Risiken des Cannabiskonsums bei jungen Menschen von entscheidender Bedeutung ist. Indem wir diese Faktoren berücksichtigen, können wir gefährdete Personen besser schützen und sicherere Praktiken im Kontext der zunehmenden Legalisierung und Verfügbarkeit von Cannabis fördern.

Minderung der Risiken: Strategien zum Schutz

Um junge Menschen vor den potenziellen Risiken des Cannabiskonsums zu schützen, ist ein vielschichtiger Ansatz unter Beteiligung von Eltern, Erziehern und medizinischem

Fachpersonal erforderlich. Hier sind einige Strategien, um diese Risiken wirksam zu mindern:

Offene Kommunikation über die Risiken des Cannabiskonsums:

Eine der wirksamsten Möglichkeiten, junge Menschen zu schützen, ist eine offene und ehrliche Kommunikation. Eltern, Erzieher und medizinisches Fachpersonal sollten genaue, evidenzbasierte Informationen über die mit dem Cannabiskonsum verbundenen Risiken bereitstellen, insbesondere während der Pubertät. Die Diskussion der möglichen Auswirkungen auf die Gehirnentwicklung, die geistige Gesundheit und die kognitiven Funktionen kann jungen Menschen helfen, fundierte Entscheidungen zu treffen. Die Schaffung einer Umgebung, in der sich Jugendliche wohl fühlen, wenn sie ihre Fragen und Bedenken zu Cannabis besprechen, kann Vertrauen fördern und eine gesunde Entscheidungsfindung unterstützen.

Frühzeitige Intervention bei psychischen Problemen:

Eine frühzeitige Erkennung und Intervention bei psychischen Problemen ist entscheidend, um die mit dem Cannabiskonsum verbundenen Risiken zu mindern. Eltern und Erzieher sollten auf Anzeichen von psychischen Problemen wie Angstzuständen, Depressionen und Verhaltensänderungen achten. Eine umgehende Behandlung dieser Probleme mit entsprechender Unterstützung und Behandlung kann die Wahrscheinlichkeit verringern, dass Jugendliche Cannabis als Bewältigungsmechanismus verwenden. Angehörige der Gesundheitsberufe sollten regelmäßig auf psychische Erkrankungen und Substanzkonsum prüfen und frühzeitige

Interventionsstrategien entwickeln, die auf die Bedürfnisse des Einzelnen zugeschnitten sind.

Verzögerung des Cannabiskonsums bis zur vollständigen Entwicklung des Gehirns:

Eine Schlüsselstrategie zur Minimierung von Schäden besteht darin, den Beginn des Cannabiskonsums zu verzögern, bis das Gehirn vollständig ausgereift ist, idealerweise nach dem 25. Lebensjahr. Eltern und Erzieher sollten die Vorteile des Abwartens hervorheben und hervorheben, dass sich das Gehirn bis ins junge Erwachsenenalter hinein weiterentwickelt. Bildungsprogramme, die die Bedeutung einer Verzögerung des Konsums unterstreichen und praktische Möglichkeiten bieten, dem Gruppenzwang zu widerstehen, können sehr effektiv sein. Junge Menschen zu ermutigen, sich persönliche Ziele zu setzen und sich auf Aktivitäten zu konzentrieren, die ihr langfristiges Wohlbefinden fördern, kann ebenfalls dazu beitragen, den Cannabiskonsum hinauszuzögern.

Unterstützung gesunder Bewältigungsmechanismen und alternativer Aktivitäten:

Die Förderung gesunder Bewältigungsmechanismen und die Bereitstellung alternativer Aktivitäten können dazu beitragen, die Wahrscheinlichkeit des Cannabiskonsums zu verringern. Die Förderung der Teilnahme an Sport, Kunst, Freiwilligenarbeit und anderen außerschulischen Aktivitäten kann positive Möglichkeiten für Stressabbau und emotionale Regulierung bieten. Wenn man Jugendlichen Fähigkeiten wie Achtsamkeit, Stressbewältigung und Problemlösung beibringt, kann man sie mit den Werkzeugen ausstatten, die sie benötigen, um die Herausforderungen des Lebens zu meistern, ohne auf Substanzkonsum zurückzugreifen. Eltern und Erzieher sollten gesunde Verhaltensweisen vorleben und junge Menschen dabei unterstützen, einen ausgewogenen Lebensstil zu entwickeln, der ausreichend Schlaf, Ernährung und körperliche Aktivität umfasst.

Engagierte Community-Unterstützung:

Der Aufbau eines unterstützenden Gemeinschaftsnetzwerks kann diese Schutzstrategien verstärken. Schulen, Gemeinschaftsorganisationen und lokale Behörden können zusammenarbeiten, um Bildungsprogramme zu entwickeln, Ressourcen für Eltern bereitzustellen und sichere Räume für Jugendliche zu schaffen, in denen sie über den Substanzkonsum sprechen können. Von der Gemeinschaft geleitete Initiativen, die Jugendliche in sinnvolle Aktivitäten einbinden und Mentoring-Möglichkeiten bieten, können die mit dem Cannabiskonsum verbundenen Risiken erheblich verringern.

Der Bedarf an mehr Forschung

Obwohl beim Verständnis der Auswirkungen des Cannabiskonsums auf das sich entwickelnde Gehirn erhebliche Fortschritte erzielt wurden, besteht weiterhin erheblicher Forschungsbedarf. Die langfristigen Auswirkungen des Cannabiskonsums bei Jugendlichen auf die kognitive Entwicklung, die geistige Gesundheit und das allgemeine Wohlbefinden sind noch nicht vollständig verstanden. Aktuelle Studien deuten darauf hin, dass regelmäßiger Cannabiskonsum während der Adoleszenz zu strukturellen und funktionellen Veränderungen im Gehirn führen kann, aber das

Ausmaß und die Dauerhaftigkeit dieser Veränderungen müssen noch weiter untersucht werden.

Weitere Forschung ist von entscheidender Bedeutung, um die spezifischen Mechanismen zu klären, durch die THC und andere Cannabinoide die Gehirnentwicklung beeinflussen. Dazu gehört das Verständnis, wie unterschiedliche Konsummuster (wie Häufigkeit, Dosierung und Einstiegsalter) die Ergebnisse beeinflussen. Darüber hinaus sind weitere Studien erforderlich, um die Rolle genetischer, umweltbedingter und psychosozialer Faktoren bei der Modulation der Auswirkungen von Cannabis auf junge Menschen zu untersuchen.

Investitionen in langfristige Längsschnittstudien werden dazu beitragen, ein klareres Bild der dauerhaften Folgen des Cannabiskonsums bei Jugendlichen zu erhalten. Diese Studien sollten darauf abzielen, Einzelpersonen über längere Zeiträume zu beobachten, um zu beurteilen, wie sich der frühe Cannabiskonsum auf verschiedene Aspekte des Lebens auswirkt, darunter auf die schulischen Leistungen, den beruflichen Erfolg, die psychische Gesundheit und die sozialen Beziehungen.

Darüber hinaus ist die Erforschung wirksamer Präventions- und Interventionsstrategien von entscheidender Bedeutung. Die Identifizierung und Entwicklung von Programmen, die den Beginn des Cannabiskonsums erfolgreich verzögern, die psychische Gesundheit unterstützen und die Widerstandsfähigkeit junger Menschen fördern können, ist der Schlüssel zur Risikominderung. Dazu gehört die Erforschung innovativer Ansätze in den Bereichen Bildung, gesellschaftliches Engagement und Umsetzung von Richtlinien. Es besteht dringender Bedarf an mehr Forschung zu den langfristigen Auswirkungen des Cannabiskonsums auf das sich entwickelnde Gehirn. Kontinuierliche wissenschaftliche Untersuchungen werden unser Verständnis der Risiken verbessern, die öffentliche Gesundheitspolitik beeinflussen und zur Entwicklung wirksamer Strategien führen, um junge Menschen vor den potenziellen Schäden zu schützen, die mit dem Cannabiskonsum verbunden sind.

Kapitel 9: Offene Kommunikation fördern: Ein Leitfaden für Eltern und Betreuer

Das Gespräch über Cannabiskonsum mit Kindern und Jugendlichen zu führen, kann für Eltern und Betreuer eine gewaltige Aufgabe sein. In einer Zeit, in der Cannabis immer zugänglicher und gesellschaftlich akzeptierter wird, ist es entscheidend, offene, ehrliche und informierte Diskussionen über seine Risiken und möglichen Auswirkungen zu führen. Dieses Kapitel zielt darauf ab, Eltern und Betreuern praktische Werkzeuge und Strategien an die Hand zu geben, um eine effektive Kommunikation über Cannabis zu fördern. Indem sie eine unterstützende und vorurteilsfreie Umgebung schaffen, können Erwachsene jungen Menschen helfen, fundierte Entscheidungen zu treffen und die Bedeutung eines verantwortungsvollen Verhaltens in Bezug auf Cannabiskonsum zu verstehen. Ob es um Neugier, Gruppenzwang oder direkte Exposition geht, dieses Kapitel bietet Anleitungen, wie man diese Probleme nachdenklich und proaktiv angeht.

Warum über Cannabis reden?

Mit der zunehmenden Legalisierung und Normalisierung von Cannabis in vielen Teilen der Welt werden Kinder und Jugendliche häufiger mit Informationen und Situationen konfrontiert, in denen es um den Konsum von Cannabis geht. Diese erhöhte Exposition kann Neugier wecken und Fragen aufwerfen, weshalb es für Eltern und Betreuer unerlässlich ist, offene, ehrliche Gespräche über Cannabis zu führen.

Neugier wecken:

Kinder und Jugendliche sind von Natur aus neugierig, insbesondere in Bezug auf Substanzen, die Erwachsene konsumieren oder von denen sie in den Medien hören. Die Bereitstellung genauer und altersgerechter Informationen kann dazu beitragen, diese Neugier auf konstruktive Weise zu befriedigen. Offene Kommunikation hilft dabei, Cannabis zu entmystifizieren und es als ein Thema darzustellen, über das offen gesprochen werden kann, und nicht als etwas Verbotenes oder Geheimnisvolles. Dieser Ansatz kann Fehlinformationen und den Reiz des "verbotenen Frucht"-Effekts verhindern, bei dem das Verbot einer Substanz deren Attraktivität erhöht.

Informierte Entscheidungen treffen:

Durch eine offene Diskussion über Cannabis können Eltern und Betreuer wichtiges Wissen über die möglichen Auswirkungen und Risiken vermitteln. Das Verständnis der gesundheitlichen Folgen, insbesondere für junge, sich entwickelnde Gehirne, kann Kindern und Jugendlichen helfen, fundierte Entscheidungen zu treffen. Auch das Wissen über die rechtlichen und sozialen Folgen des Cannabiskonsums, wie etwa Schulrichtlinien oder die Auswirkungen auf zukünftige Chancen, kann ihre Entscheidungen beeinflussen.

Vermeidung potenzieller Risiken:

Aufklärung über Cannabis hilft Kindern und Jugendlichen, riskantes Verhalten zu erkennen und zu vermeiden. Sie sind besser in der Lage, mit Gruppenzwang umzugehen und Entscheidungen zu treffen, bei denen ihre Gesundheit und ihr Wohlbefinden im Vordergrund stehen. Indem sie die spezifischen Gefahren eines frühen und übermäßigen Konsums besprechen, können Eltern dazu beitragen, das Potenzial für negative Folgen wie eine beeinträchtigte kognitive Entwicklung, psychische Probleme oder Substanzabhängigkeit zu verringern.

Vertrauen und Unterstützung aufbauen:

Regelmäßiger, offener Dialog über Cannabis fördert eine vertrauensvolle und unterstützende Beziehung. Kinder suchen eher Rat und teilen ihre Sorgen mit, wenn sie wissen, dass ihre Eltern oder Betreuer ansprechbar und über das Thema informiert sind. Diese unterstützende Umgebung ermutigt junge Menschen, Fragen zu stellen, ihre Gedanken auszudrücken und sich verstanden zu fühlen, was für ihre allgemeine Entwicklung und ihr Wohlbefinden von entscheidender Bedeutung ist.

Zusammenfassend lässt sich sagen, dass das Reden über Cannabis ein wesentlicher Bestandteil moderner Erziehung ist. Es ermöglicht Kindern, sich in einer Welt zurechtzufinden, in der Cannabis immer präsenter wird, und stattet sie mit dem Wissen und den Fähigkeiten aus, die sie benötigen, um sichere, informierte Entscheidungen zu treffen. Eine offene Kommunikation kann die mit dem Cannabiskonsum verbundenen Risiken erheblich verringern und die

Eltern-Kind-Beziehung stärken, sodass sich junge Menschen beim Heranwachsen unterstützt und angeleitet fühlen.

Einen sicheren Raum für den Dialog schaffen:

Wenn man mit Kindern und Jugendlichen über Cannabis spricht, ist es von größter Bedeutung, eine sichere und vorurteilsfreie Umgebung zu schaffen. Hier erfahren Sie, warum das so wichtig ist und welche Strategien Sie dafür anwenden können:

Betonung von Sicherheit und Verständnis:

Kinder müssen sich bei der Diskussion sensibler Themen wie Cannabis sicher und verstanden fühlen. Sie sollten wissen, dass sie Fragen stellen und ihre Gedanken ausdrücken können, ohne Angst vor Verurteilung oder Bestrafung haben zu müssen. Die Schaffung einer Atmosphäre der Offenheit und Akzeptanz fördert einen ehrlichen Dialog und stärkt das Vertrauen zwischen Eltern oder Betreuern und Kindern.

Aktives Zuhören:

Wenn Sie den Fragen und Sorgen Ihrer Kinder aufmerksam zuhören, zeigen Sie, dass Sie ihre Gedanken und Gefühle respektieren. Ermutigen Sie sie, ihre Ansichten und Erfahrungen mitzuteilen, ohne sie zu unterbrechen oder ihre Gedanken abzutun. Achten Sie auf ihre nonverbalen Signale und Emotionen und zeigen Sie während des gesamten Gesprächs Empathie und Verständnis.

Vorlesungen vermeiden:

Vermeiden Sie bei Diskussionen über Cannabis einen belehrenden Ton. Belehrungen können überfordernd und abweisend wirken und dazu führen, dass Kinder sich zurückziehen oder in die Defensive gehen. Betreiben Sie stattdessen eine wechselseitige Kommunikation, indem Sie offene Fragen stellen und die Kinder einladen, ihre Gedanken mitzuteilen. Ermutigen Sie sie, ihre Meinungen und Überzeugungen auszudrücken, auch wenn sie von Ihren abweichen, und bestätigen Sie ihre Gefühle, ohne zu urteilen.

Empathie für Neugier zeigen:

Erkennen und würdigen Sie die Neugier von Kindern auf Cannabis, ohne sie zu trivialisieren oder abzutun. Bestätigen Sie ihr Interesse, indem Sie ihnen sachliche Informationen geben und einen offenen, vorurteilsfreien Dialog führen. Verstehen Sie, dass Neugier ein natürlicher Teil des Erwachsenwerdens ist, und nutzen Sie sie als Gelegenheit, sie zu informieren und ihnen die Möglichkeit zu geben, fundierte Entscheidungen zu treffen.

Grenzen respektieren:

Respektieren Sie die Grenzen und das Wohlbefinden Ihrer Kinder bei Gesprächen über Cannabis. Setzen Sie sie nicht unter Druck, persönliche Erfahrungen oder Meinungen preiszugeben, wenn sie noch nicht bereit sind. Lassen Sie sie wissen, dass sie Grenzen setzen und eine Diskussionspause einlegen können, wenn sie sich überfordert oder unwohl fühlen.

Ermutigung zu Folgegesprächen:

Fördern Sie einen fortlaufenden Dialog über Cannabis, indem Sie Ihren Kindern mitteilen, dass sie jederzeit mit weiteren Fragen oder Bedenken zu Ihnen kommen können. Folgegespräche bieten die Möglichkeit, wichtige Botschaften zu verstärken, neue Entwicklungen anzusprechen und weiterhin Vertrauen und Harmonie aufzubauen.

Für produktive Diskussionen über Cannabis mit Kindern und Jugendlichen ist es wichtig, einen sicheren und vorurteilsfreien Raum für den Dialog zu schaffen. Indem sie aufmerksam zuhören, Vorträge vermeiden, Empathie zeigen, Grenzen respektieren und Folgegespräche fördern, können Eltern und Betreuer eine offene Kommunikation fördern und junge Menschen befähigen, fundierte Entscheidungen zu treffen.

Altersgerechte Kommunikation:

Für einen effektiven Dialog ist es entscheidend, die Kommunikation über Cannabis auf das Alter und die Entwicklungsstufe von Kindern und Jugendlichen abzustimmen. Hier sind Strategien für verschiedene Altersgruppen:

Frühe Kindheit (Alter 5-10):

Kleine Kinder sind von Natur aus neugierig und haben möglicherweise Fragen zu Cannabis, wenn sie von Gleichaltrigen, den Medien oder Erwachsenen davon erfahren. Wenn Sie mit dieser Altersgruppe über Cannabis sprechen, halten Sie die Erklärungen einfach und altersgerecht.

Konzentrieren Sie sich darauf, die Botschaft zu vermitteln, dass Cannabis eine Substanz für Erwachsene ist, ähnlich wie Alkohol, und nicht für Kinder geeignet ist. Verwenden Sie eine Sprache, die sie verstehen können, und betonen Sie Konzepte wie Sicherheit, das Befolgen von Regeln und das Treffen gesunder Entscheidungen. Versichern Sie ihnen, dass sie mit Fragen oder Bedenken immer zu Ihnen kommen können.

Jugendliche (Alter 11–13):

Jugendliche treten in eine Phase zunehmender Unabhängigkeit und Neugier auf die Welt um sie herum ein. Wenn Sie mit Jugendlichen über Cannabis sprechen, informieren Sie sie ausführlicher über dessen Wirkung, Rechtsstatus und mögliche Risiken. Verwenden Sie altersgerechte Sprache und Beispiele, um wichtige Punkte zu veranschaulichen, wie etwa die Auswirkungen von Cannabis auf die Gehirnentwicklung und die Bedeutung fundierter Entscheidungen. Fördern Sie einen offenen Dialog, indem Sie Fragen stellen und aufmerksam auf ihre Gedanken und Sorgen hören. Seien Sie darauf vorbereitet, etwaige Missverständnisse oder Fehlinformationen anzusprechen, auf die sie gestoßen sind, und geben Sie sachliche, beweisbasierte Antworten.

Teenager (14-18 Jahre):

Jugendliche können durch Gleichaltrige, soziale Medien oder die Popkultur mit Cannabis in Berührung kommen, weshalb eine offene und ehrliche Kommunikation unerlässlich ist. Gehen Sie Gespräche mit Jugendlichen vorurteilsfrei und unterstützend an und betonen Sie, wie wichtig es ist, Fragen zu stellen und zuverlässige Informationen einzuholen. Erkennen Sie ihre wachsende Autonomie und Entscheidungsfähigkeit an und geben Sie ihnen gleichzeitig Anleitung zu verantwortungsvollem Verhalten. Besprechen Sie die potenziellen Risiken, die mit dem Cannabiskonsum verbunden sind, darunter Beeinträchtigung des Urteilsvermögens, der schulischen Leistungen und rechtlicher Konsequenzen. Fördern Sie kritisches Denken und helfen Sie ihnen, mit Gruppenzwang umzugehen, indem Sie Strategien besprechen, um Nein zu sagen und gesunde Entscheidungen zu treffen. Fördern Sie Vertrauen und Respekt, indem Sie für laufende Gespräche zur Verfügung stehen und Unterstützung bieten, während sie die Pubertät und darüber hinaus meistern.

Eine altersgerechte Kommunikation über Cannabis hilft Kindern und Jugendlichen, ein umfassendes Verständnis für die Substanz und ihre möglichen Auswirkungen zu entwickeln. Indem sie die Gespräche auf ihr Entwicklungsstadium zuschneiden und genaue Informationen bereitstellen, können Eltern und Betreuer junge Menschen befähigen, fundierte Entscheidungen zu treffen und sich in der Komplexität der Welt um sie herum zurechtzufinden.

Auf häufige Anliegen eingehen:

Kinder haben möglicherweise verschiedene Bedenken und Fragen zu Cannabis und es ist wichtig, ihnen mit klaren, ehrlichen und sachlichen Antworten zu begegnen. So gehen Sie mit einigen häufigen Bedenken um:

"Warum ist Cannabis für Erwachsene legal, aber nicht für mich?"

Betonen Sie bei der Behandlung dieses Anliegens das Konzept der Legalität und der Altersbeschränkungen. Erklären Sie, dass Gesetze vorhanden sind, um Menschen zu schützen und ihre Sicherheit zu gewährleisten. Cannabis ist für Kinder und Jugendliche verboten, da sich ihr Gehirn und ihr Körper noch in der Entwicklung befinden und der Konsum von Cannabis schädliche Auswirkungen auf ihre Gesundheit und ihr Wohlbefinden haben kann. Versichern Sie ihnen, dass sie mit zunehmendem Alter und reiferem Körper die Möglichkeit haben werden, als Erwachsene Entscheidungen über den Cannabiskonsum zu treffen.

"Ist der Konsum von Cannabis sicher?"

Diese Frage bietet die Möglichkeit, die Komplexität des Cannabiskonsums zu diskutieren. Erklären Sie zunächst, dass Cannabis zwar einige medizinische Vorteile für Erwachsene haben kann, aber auch Risiken birgt, insbesondere für junge Menschen. Betonen Sie, dass die Sicherheit von Cannabis von verschiedenen Faktoren abhängt, wie z. B. dem Alter der Person, der Gesundheit und der Art des Konsums. Heben Sie die möglichen negativen Auswirkungen von Cannabis auf die Gehirnentwicklung, die geistige Gesundheit und das allgemeine Wohlbefinden hervor. Ermutigen Sie sie, den Konsum von Cannabis zu vermeiden, bis sie älter sind und mehr Informationen über seine Auswirkungen haben.

"Was passiert, wenn ich mit Cannabis erwischt werde?"

Diese Sorge berührt rechtliche und soziale Konsequenzen. Erklären Sie, dass der Besitz oder Konsum von Cannabis als Minderjähriger vielerorts gegen das Gesetz verstößt und schwerwiegende Konsequenzen haben kann. Je nach den

Umständen und den örtlichen Gesetzen kann es zu rechtlichen Problemen, schulischen Disziplinarmaßnahmen oder negativen sozialen Konsequenzen führen, wenn man mit Cannabis erwischt wird. Versichern Sie ihnen, dass Sie da sind, um sie zu unterstützen und anzuleiten, betonen Sie aber auch, wie wichtig es ist, Gesetze zu befolgen und verantwortungsvolle Entscheidungen zu treffen, um Ärger zu vermeiden.

Fördern Sie einen offenen Dialog und versichern Sie den Kindern, dass sie mit allen Fragen oder Bedenken zu Cannabis zu Ihnen kommen können. Indem Sie ihnen genaue Informationen geben und ihre Bedenken unterstützend ansprechen, können Sie ihnen helfen, die Komplexität des Cannabiskonsums zu verstehen und im Alter fundierte Entscheidungen zu treffen.

Ressourcen und Support:

Gespräche über Cannabis zu führen, kann für Eltern und Betreuer eine Herausforderung sein. Der Zugriff auf glaubwürdige Ressourcen und die Suche nach professioneller Unterstützung können diese Aufgabe erleichtern. Hier ist eine Liste seriöser Ressourcen und Unterstützungsoptionen sowohl in Deutschland als auch weltweit:

Glaubwürdige Ressourcen für Eltern und Betreuer:

Websites von Regierungsbehörden:

1. Deutschland:

- Bundeszentrale für gesundheitliche Aufklärung (BZgA): Die Bundeszentrale für gesundheitliche Aufklärung bietet Informationen zur Drogenprävention, auch zum Thema Cannabis. [BZgA](https://www.bzga.de)

- Deutsche Beobachtungsstelle für Drogen und Drogensucht (DBDD): Die Deutsche Beobachtungsstelle für Drogen und Drogensucht bietet Daten und Ressourcen zum Thema Drogenkonsum und Drogenprävention. [DBDD](https://www.dbdd.de)

2. Weltweit:

- National Institute on Drug Abuse (NIDA): Bietet umfassende Informationen zu Cannabis und seinen Auswirkungen, speziell für Eltern und Erzieher. [NIDA](https://www.drugabuse.gov)

- Centers for Disease Control and Prevention (CDC): Bietet Ressourcen und Richtlinien zum Cannabiskonsum und zur Prävention. [CDC](https://www.cdc.gov/marijuana)

- Weltgesundheitsorganisation (WHO): Liefert globale Perspektiven zu Cannabis und öffentlicher Gesundheit. [WHO](https://www.who.int)

Medizinische Vereinigungen:

1. Deutschland:

- Deutsche Gesellschaft für Suchtforschung und Suchttherapie (DG-Sucht): Die Deutsche Gesellschaft für Suchtforschung und Suchttherapie bietet Forschungsergebnisse und Leitlinien zum

Drogenkonsum und zur Drogenprävention. [DG-Sucht](https://www.dg-sucht.de)

2. Weltweit:

- American Academy of Pediatrics (AAP): Bietet Anleitungen zum Gespräch mit Kindern über Substanzkonsum, einschließlich Cannabis. [AAP](https://www.aap.org)

- Royal College of Psychiatrists (RCPsych): Bietet Ressourcen zu den Auswirkungen des Cannabiskonsums auf die psychische Gesundheit. [RCPsych](https://www.rcpsych.ac.uk)

Seriöse Elternorganisationen:

1. Deutschland:

- Elternratgeber Drogenprävention: Ein umfassender Leitfaden für Eltern zur Drogenprävention, einschließlich Cannabis, herausgegeben vom Bundesministerium für Gesundheit. [Elternratgeber](https://www.elternratgeber-drogen.de)

2. Weltweit:

- Partnership to End Addiction: Eine ressourcenreiche Plattform für Eltern, die mit Drogenproblemen zu kämpfen haben. [End Addiction](https://drugfree.org)

- Child Mind Institute: Bietet Ratschläge und Ressourcen, wie man mit Kindern über Drogen spricht. [Child Mind](https://childmind.org)

Professionelle Hilfe:

- Therapeuten und Berater: Wenn Eltern sich überfordert fühlen oder zusätzliche Unterstützung benötigen, kann es hilfreich sein, einen Therapeuten oder Berater aufzusuchen. Psychologen können individuelle Strategien und Unterstützung für Gespräche über Cannabis und die Behandlung damit verbundener Probleme anbieten.

- Familienunterstützende Dienste: In vielen Regionen werden familienunterstützende Dienste angeboten, die Beratungs- und Bildungsprogramme zur Suchtprävention anbieten.

Deutschspezifische Supportleistungen:

- Drogenberatung: In vielen Städten verfügbar. Bietet Rat und Unterstützung für Einzelpersonen und Familien, die mit Drogenproblemen konfrontiert sind. [Drogenberatung](https://www.drogenberatung.de)

Globale Support-Netzwerke:

- SAMHSA (Substance Abuse and Mental Health Services Administration): Bietet eine nationale Hotline für Drogenmissbrauch und psychische Probleme. [SAMHSA-Helpline](https://www.samhsa.gov/find-help/national-helpline)

Durch die Nutzung dieser Ressourcen und die Inanspruchnahme professioneller Hilfe bei Bedarf fühlen sich Eltern und Erziehungsberechtigte besser in der Lage, mit ihren Kindern fundierte und unterstützende Gespräche über Cannabis zu führen.

Kapitel 10: Ein Flickenteppich aus Richtlinien: Erkundung der US-amerikanischen Cannabis-Legalisierungslandschaft

Die Legalisierung von Cannabis in den Vereinigten Staaten ist ein komplexes und sich entwickelndes Geflecht aus Gesetzen und Vorschriften. Im Gegensatz zu vielen Ländern, die nationale Richtlinien umsetzen, verfolgen die USA einen Ansatz von Staat zu Staat, was zu einer vielfältigen und oft widersprüchlichen Rechtslandschaft führt. In diesem Kapitel werden die verschiedenen Ansätze zur Legalisierung von Cannabis in den einzelnen Staaten untersucht, wobei die Nuancen ihrer Regulierungsrahmen, die sozialen und wirtschaftlichen Auswirkungen und die laufenden Debatten untersucht werden, die diesen dynamischen Politikbereich prägen. Wenn wir das Flickwerk an Richtlinien verstehen, das die Cannabislegalisierung in den USA kennzeichnet, können wir die Herausforderungen und Chancen, die sich aus diesem fragmentierten System ergeben, besser einschätzen.

Ein Spektrum der Legalität

Die Landschaft der Cannabislegalisierung in den Vereinigten Staaten ist durch einen starken Kontrast zwischen dem Verbot auf Bundesebene und den Legalisierungsbemühungen auf Landesebene gekennzeichnet. Auf Bundesebene bleibt Cannabis im Rahmen des Betäubungsmittelgesetzes als Substanz der Liste I eingestuft, was bedeutet, dass es ein hohes Missbrauchspotenzial hat und keine anerkannte medizinische Verwendung hat. Diese Haltung der Bundesregierung schafft eine erhebliche Diskrepanz zur Politik der Bundesstaaten, in denen verschiedene Formen der Legalisierung umgesetzt wurden.

Bundesweites Verbot vs. Legalisierung auf Landesebene:

Das Bundesgesetz verbietet kategorisch den Anbau, den Vertrieb und den Besitz von Cannabis. Einzelne Bundesstaaten haben jedoch ihre Gesetzgebungsbefugnisse genutzt, um ihre eigenen Cannabis-Gesetze zu erlassen, die oft in direktem Widerspruch zum Bundesgesetz stehen. Diese Ungleichheit hat zu einem komplexen Rechtsumfeld geführt, in dem Cannabis-Unternehmen, die nach Landesrecht legal operieren, immer noch mit möglichen Strafverfolgungen durch den Bund und Bankbeschränkungen rechnen müssen.

Kategorien der Legalisierung:

Die Bundesstaaten in den USA verfolgen unterschiedliche Ansätze in der Cannabispolitik. Diese lassen sich im Allgemeinen in drei Hauptkategorien einteilen:

1. Legalisierung für den Freizeitgebrauch:

- Staaten wie Colorado, Kalifornien und Oregon haben Cannabis für den Freizeitgebrauch durch Erwachsene vollständig legalisiert. Diese Staaten haben rechtliche Rahmenbedingungen geschaffen, die den Verkauf, Besitz und persönlichen Gebrauch von Cannabis für Personen über einem bestimmten Alter, in der Regel 21, erlauben. Diese Rahmenbedingungen enthalten oft Bestimmungen zur

Lizenzierung von Ausgabestellen, zur Erhebung von Steuern und zur Festlegung von Beschränkungen für Besitz und Anbau.

2. Medizinische Legalisierung:

- Viele Bundesstaaten, darunter Florida, New York und Illinois, haben Cannabis ausschließlich für medizinische Zwecke legalisiert. In diesen Staaten können Patienten mit entsprechenden Erkrankungen Cannabis mit einer Empfehlung eines zugelassenen Gesundheitsdienstleisters erhalten. Die Regulierungsstrukturen für medizinisches Cannabis umfassen häufig Patientenregister, ausgewiesene Ausgabestellen und eine strenge Überwachung, um sicherzustellen, dass das Produkt für legitime medizinische Zwecke verwendet wird.

3. Entkriminalisierung:

- Einige Staaten wie Minnesota und Ohio haben Cannabis zwar nicht vollständig legalisiert, seinen Besitz jedoch entkriminalisiert. Entkriminalisierung bedeutet in der Regel, dass der Besitz kleiner Mengen Cannabis als zivilrechtliche Übertretung und nicht als Straftat behandelt wird, was zu Geldstrafen statt zu Gefängnisstrafen führt. Dieser Ansatz zielt darauf ab, die mit Cannabis verbundenen gesetzlichen Strafen zu verringern, ohne seinen Konsum oder Verkauf vollständig zu legalisieren.

Indem wir diese verschiedenen Kategorien der Legalisierung untersuchen, können wir die vielfältige und sich entwickelnde Natur der Cannabispolitik in den Vereinigten Staaten besser verstehen. Dieses Spektrum der Legalität spiegelt die laufende Debatte und die unterschiedlichen Perspektiven auf den

Cannabiskonsum, seine potenziellen Vorteile und die sozialen Auswirkungen seiner Regulierung wider.

Die ersten Anwender: Pionierstaaten und ihre Gesetze

Der Weg zur Legalisierung von Cannabis in den Vereinigten Staaten wurde von einigen Pionierstaaten geebnet, die mutige Schritte unternahmen, um das Bundesverbot anzufechten. Diese frühen Anwender von medizinischem und Freizeit-Cannabis haben wichtige Präzedenzfälle geschaffen, die die nachfolgende Gesetzgebung im ganzen Land beeinflusst haben.

Pioniere des medizinischen Cannabis:

Die Bewegung zur Legalisierung von medizinischem Cannabis begann Mitte der 1990er Jahre, wobei Kalifornien und Oregon die Führung übernahmen.

1. Kalifornien:

- Legalisierung: 1996 war Kalifornien mit der Verabschiedung des Proposition 215, auch bekannt als Compassionate Use Act, der erste Staat, der medizinisches Cannabis legalisierte.

- Vorschriften: Die Gesetze Kaliforniens zu medizinischem Cannabis haben sich im Laufe der Zeit weiterentwickelt. Ursprünglich erlaubte der Staat Patienten und ihren primären Betreuern, Cannabis für medizinische Zwecke mit ärztlicher Empfehlung anzubauen und zu besitzen. Im Laufe der Jahre wurden die Vorschriften strukturierter, und 2015 wurde mit der

Verabschiedung des Medical Marijuana Regulation and Safety Act (MMRSA) ein Lizenzsystem für Anbau, Prüfung und Vertrieb eingeführt.

- Patientenzugang: Patienten können über ein Netzwerk lizenzierter Apotheken auf medizinisches Cannabis zugreifen. Der Staat unterhält ein Programm zur Identifizierung medizinischer Marihuana-Karten, um die Patientenüberprüfung zu erleichtern.

- Produkttypen: Patienten haben Zugang zu einer Vielzahl von Cannabisprodukten, darunter getrocknete Blüten, Esswaren, Tinkturen und Produkte zur topischen Anwendung.

- Qualifizierende Erkrankungen: Die Liste der qualifizierenden Erkrankungen in Kalifornien ist umfangreich und umfasst chronische Schmerzen, Krebs, HIV/AIDS und alle Erkrankungen, bei denen ein Arzt glaubt, dass Cannabis Linderung verschaffen würde.

2. Oregon:

- Legalisierung: 1998 folgte Oregon dem Beispiel Kaliforniens und verabschiedete den Oregon Medical Marijuana Act.

- Vorschriften: Oregons medizinisches Cannabisprogramm wird von der Oregon Health Authority (OHA) reguliert. Der Staat hat ein umfassendes System zur Registrierung von Patienten, Pflegepersonal und Züchtern eingeführt.

- Zugang für Patienten: Medizinisches Cannabis ist in lizenzierten Apotheken erhältlich oder kann von Patienten oder ausgewählten Züchtern zu Hause angebaut werden.

- Produkttypen: Ähnlich wie Kalifornien bietet Oregon eine Reihe von Cannabisprodukten an, darunter Blüten, Konzentrate, Esswaren und Lösungen zur lokalen Anwendung.

- Anspruchsberechtigte Erkrankungen: Zu den Erkrankungen zählen unter anderem Krebs, grüner Star, starke Schmerzen, starke Übelkeit, Krampfanfälle und anhaltende Muskelkrämpfe.

Pioniere des Freizeit-Cannabis:

Colorado und Washington waren die ersten Bundesstaaten, die 2012 Cannabis für den Freizeitgebrauch durch Erwachsene legalisierten, und schufen damit die Grundlage für umfassendere Legalisierungsbemühungen.

1. Colorado:

- Legalisierung: Im Jahr 2012 verabschiedeten die Wähler von Colorado den Zusatzartikel 64, der den Freizeitkonsum von Cannabis für Erwachsene ab 21 Jahren legalisierte.

- Rahmenbedingungen: Der Staat hat die Marijuana Enforcement Division (MED) eingerichtet, um die Lizenzierung und Regulierung von Cannabisunternehmen zu überwachen. Colorados Rahmenbedingungen umfassen strenge Richtlinien für Anbau, Verarbeitung und Einzelhandel.

- Besteuerung: Colorado erhebt eine Verbrauchssteuer von 15 % auf Cannabis-Großhandelstransaktionen und eine Umsatzsteuer von 15 % auf Einzelhandelsverkäufe, was dem Staat erhebliche Einnahmen beschert.

- Einzelhandelsverkauf: Cannabis für den Freizeitgebrauch kann in lizenzierten Apotheken erworben werden, deren Produkte strengen Vorschriften unterliegen, um die Produktsicherheit und die Einhaltung staatlicher Gesetze zu gewährleisten.

- Besitz und Anbau: Erwachsene dürfen bis zu eine Unze Cannabis besitzen und bis zu sechs Pflanzen zu Hause anbauen.

2. Washington:

- Legalisierung: Die 2012 verabschiedete Initiative 502 des Staates Washington legalisierte Cannabis für den Freizeitgebrauch für Erwachsene ab 21 Jahren.

- Rahmenbedingungen: Das Washington State Liquor and Cannabis Board (LCB) ist für die Lizenzierung und Regulierung von Cannabisunternehmen verantwortlich. Der Staat hat ein Seed-to-Sale-Trackingsystem eingeführt, um Cannabisprodukte vom Anbau bis zum Einzelhandel zu überwachen.

- Besteuerung: Washington erhebt eine Verbrauchssteuer von 37 % auf den Cannabis-Einzelhandel, eine der höchsten im Land.

- Einzelhandelsverkauf: Cannabis wird über staatlich lizenzierte Einzelhandelsgeschäfte verkauft, wobei strenge Vorschriften hinsichtlich Werbung und Produktsicherheit gelten.

- Besitz und Anbau: Erwachsene dürfen bis zu eine Unze Cannabis besitzen, der Anbau zu Hause ist jedoch außer für medizinische Patienten nicht gestattet.

Diese Pionierstaaten haben nicht nur robuste Regulierungsrahmen geschaffen, sondern auch wertvolle Lehren für andere Staaten geliefert, die eine Legalisierung in Erwägung ziehen. Ihre Erfahrungen unterstreichen die Bedeutung umfassender Regulierungen, effektiver Steuerpolitiken und Maßnahmen zur Gewährleistung der öffentlichen Sicherheit und zur Verhinderung des Zugangs von Jugendlichen. Während immer mehr Staaten die Legalisierung von Cannabis in Erwägung ziehen, beeinflussen und prägen die von diesen Vorreitern geschaffenen Modelle weiterhin neue Gesetze im ganzen Land.

Ein sich bewegendes Mosaik: Aktuelle Legalisierungstrends

In den letzten Jahren gab es in den Vereinigten Staaten einen deutlichen Trend hin zur Legalisierung von Cannabis. Immer mehr Bundesstaaten haben Gesetze erlassen, die den medizinischen oder Freizeitgebrauch erlauben. Dieser wachsende Trend spiegelt die veränderte Einstellung der Öffentlichkeit gegenüber Cannabis und die Anerkennung seines potenziellen medizinischen Nutzens und seiner wirtschaftlichen Möglichkeiten wider. Die von den neu legalisierten Bundesstaaten festgelegten Regulierungsrahmen sind jedoch sehr unterschiedlich und spiegeln lokale Prioritäten und Bedenken wider.

Aktuelle Legalisierungstrends:

Die Legalisierung von Cannabis nimmt immer mehr Fahrt auf und in vielen Bundesstaaten werden Gesetze sowohl für den medizinischen als auch den Freizeitgebrauch erlassen.

1. Freizeitnutzung:

- Illinois: Im Jahr 2020 war Illinois der erste Staat, der Cannabis für den Freizeitgebrauch durch seine Gesetzgebung und nicht durch eine Volksinitiative legalisierte. Das Gesetz erlaubt Erwachsenen ab 21 Jahren den Besitz von bis zu 30 Gramm Cannabisblüten, 5 Gramm Konzentrat und 500 Milligramm THC in infundierten Produkten. Der Eigenanbau ist für medizinische Patienten erlaubt, nicht jedoch für Freizeitkonsumenten.

- New York: Im Jahr 2021 legalisierte New York mit der Verabschiedung des Marijuana Regulation and Taxation Act (MRTA) den Freizeitkonsum von Cannabis. Erwachsene dürfen bis zu 3 Unzen Cannabis und 24 Gramm Konzentrat besitzen. Das Gesetz erlaubt auch den Eigenanbau von bis zu sechs Pflanzen pro Haushalt.

- New Jersey: Ebenfalls im Jahr 2021 stimmten die Wähler von New Jersey einer Verfassungsänderung zur Legalisierung von Cannabis für den Freizeitgebrauch zu. Erwachsene ab 21 Jahren dürfen bis zu 1 Unze Cannabis besitzen, der Anbau zu Hause bleibt jedoch illegal.

2. Medizinische Verwendung:

- Virginia: Im Jahr 2021 erweiterte Virginia sein medizinisches Cannabisprogramm, um einen breiteren Patientenzugang und einen entkriminalisierten Besitz zu ermöglichen, bevor es zur vollständigen Legalisierung für den Freizeitgebrauch übergeht, die 2024 in Kraft treten soll. Patienten können Cannabisprodukte auf Empfehlung eines zugelassenen Arztes erhalten.

- Mississippi: Nach einem langwierigen Rechtsstreit hat der Oberste Gerichtshof von Mississippi endlich die von den Wählern angenommene Initiative 65 bestätigt und damit medizinisches Cannabis im Jahr 2021 legalisiert. Das Gesetz erlaubt Patienten mit entsprechenden Erkrankungen den Besitz von bis zu 2,5 Unzen Cannabis pro 14-tägigem Zeitraum.

Abweichungen in den Regelungen:

Trotz des gemeinsamen Ziels der Legalisierung von Cannabis haben die Bundesstaaten unterschiedliche regulatorische Rahmenbedingungen implementiert, die ihre unterschiedlichen sozialen, politischen und wirtschaftlichen Kontexte widerspiegeln.

1. Besitzgrenzen:

- Kalifornien: Erwachsene ab 21 Jahren dürfen bis zu 1 Unze Cannabisblüten und 8 Gramm Konzentrat besitzen.

- Michigan: Erlaubt den Besitz von bis zu 2,5 Unzen Cannabisblüten in der Öffentlichkeit und 10 Unzen zu Hause.

- Montana: Beschränkt den Besitz auf 1 Unze Cannabisblüten und 8 Gramm Konzentrat für Erwachsene.

2. Heimanbau:

- Maine: Erlaubt Erwachsenen, bis zu sechs ausgewachsene Pflanzen, zwölf unreife Pflanzen und eine unbegrenzte Anzahl an Setzlingen aufzuziehen.

- Nevada: Erlaubt den Eigenanbau von bis zu sechs Pflanzen pro Person und maximal 12 Pflanzen pro Haushalt, jedoch nur, wenn sich im Umkreis von 25 Meilen um den Wohnort keine Ausgabestelle befindet.

- New Mexico: Erwachsene dürfen bis zu sechs ausgewachsene und sechs unreife Pflanzen anbauen, wobei pro Haushalt maximal 12 ausgewachsene Pflanzen erlaubt sind.

3. Anforderungen an die Produktprüfung:

- Oregon: Erfordert umfassende Tests auf Wirksamkeit, Pestizide, Schimmel, Mehltau und Lösungsmittelrückstände, bevor Produkte verkauft werden können.

- Massachusetts: Zur Gewährleistung der Produktsicherheit sind Tests auf Cannabinoide, Schwermetalle, mikrobiologische Verunreinigungen und Mykotoxine vorgeschrieben.

- Arizona: Führt als Teil seines Regulierungsrahmens Tests auf Wirksamkeit, mikrobielle Kontamination, Schwermetalle, Pestizide und Lösungsmittelrückstände durch.

Die Vielfalt der staatlichen Vorschriften unterstreicht den sich entwickelnden Charakter der Cannabislegalisierung in den Vereinigten Staaten. Der Ansatz jedes Staates spiegelt seine spezifischen Bedenken hinsichtlich der öffentlichen Gesundheit, Sicherheit und wirtschaftlichen Entwicklung wider, was zu einem Flickenteppich von Richtlinien führt, der sowohl Herausforderungen als auch Chancen für Harmonisierung und zwischenstaatlichen Handel bietet. Da immer mehr Staaten auf die Legalisierung hinarbeiten, werden laufende Anpassungen und Verfeinerungen dieser Regulierungsrahmen unerlässlich sein, um aufkommende Probleme anzugehen und einen verantwortungsvollen Umgang mit Cannabis sicherzustellen.

Jenseits der Legalisierung: Die Grauzonen

Die Cannabispolitik in den Vereinigten Staaten ist nicht nur in striktes Verbot und vollständige Legalisierung gespalten. Mehrere Staaten haben einen Zwischenansatz, die sogenannte Entkriminalisierung, verfolgt. Dieser Abschnitt untersucht die Nuancen der Entkriminalisierung und vergleicht ihre potenziellen Vorteile und Einschränkungen mit denen einer vollständigen Legalisierung.

Das Konzept der Entkriminalisierung:

Unter Entkriminalisierung versteht man die Reduzierung oder Aufhebung der strafrechtlichen Sanktionen für den Besitz kleiner Mengen Cannabis für den Eigenbedarf. Nach diesem Modell ist der Besitz zwar immer noch illegal, die Strafen werden jedoch in der Regel auf Geldbußen oder Vorladungen statt auf strafrechtliche Anklagen reduziert. Dieser Ansatz wird oft als Schritt in Richtung einer milderen Cannabispolitik gesehen, ohne die Legalisierung vollständig zu befürworten.

Staaten mit Entkriminalisierungsgesetzen:

Zahlreiche Bundesstaaten haben Maßnahmen zur Entkriminalisierung ergriffen, jeder mit seinen eigenen Bestimmungen hinsichtlich der zulässigen Mengen und Strafen.

- New York: Vor der vollständigen Legalisierung im Jahr 2021 hatte New York den Besitz kleiner Mengen Cannabis entkriminalisiert, die Strafen auf zivilrechtliche Geldbußen reduziert und strafrechtliche Sanktionen abgeschafft.

- Minnesota: Der Besitz von bis zu 42,5 Gramm gilt als geringfügiges Vergehen und wird mit einer Geldstrafe von maximal 200 US-Dollar und einem obligatorischen Drogenaufklärungsprogramm geahndet.

- Maryland: Der Besitz von weniger als 10 Gramm ist entkriminalisiert. Beim ersten Verstoß wird eine Geldstrafe von bis zu 100 US-Dollar verhängt, bei weiteren Verstößen steigen die Geldstrafen.

Vorteile der Entkriminalisierung:

1. Reduzierung von Verhaftungen und Inhaftierungen:

- Entlastung des Strafjustizsystems: Durch die Entkriminalisierung verringert sich die Zahl der cannabisbezogenen Festnahmen erheblich, sodass die Strafverfolgungsbehörden ihre Ressourcen für schwerwiegendere Straftaten freisetzen können.

- Minimiert lebensverändernde Konsequenzen: Personen, die mit kleinen Mengen Cannabis erwischt werden, werden nicht mit einem Vorstrafenregister belastet, das sich auf ihre

Beschäftigungs-, Bildungs- und Wohnmöglichkeiten auswirken kann.

2. Public-Health-Ansatz:

- Schwerpunkt auf Aufklärung und Behandlung: Durch die Abschaffung strafrechtlicher Sanktionen kann die Entkriminalisierung den Schwerpunkt auf Ansätze der öffentlichen Gesundheit verlagern, darunter Drogenaufklärungs- und Behandlungsprogramme.

- Weniger Stigmatisierung: Die Entkriminalisierung trägt dazu bei, die mit dem Cannabiskonsum verbundene soziale Stigmatisierung zu verringern, und ermutigt die Konsumenten, bei Bedarf Hilfe zu suchen.

Einschränkungen der Entkriminalisierung:

1. Inkonsistenter Rechtsstatus:

- Unterschiedliche Umsetzung: Die Bundesstaaten haben unterschiedliche Schwellenwerte dafür, was eine "geringfügige Menge" darstellt, und unterschiedliche Strafen, was zu Verwirrung und Inkonsistenz führt.

- Anhaltende Illegalität: Zwar werden die Strafen gemildert, der Besitz bleibt jedoch illegal, was weiterhin zu Geldstrafen und zivilrechtlichen Sanktionen führen kann.

2. Kein regulatorischer Rahmen:

- Fehlen eines legalen Marktes: Durch die Entkriminalisierung entsteht kein legaler Markt für die Produktion und den Verkauf von Cannabis. Das bedeutet, dass die Konsumenten oft immer noch auf den Schwarzmarkt mit allen damit verbundenen Risiken angewiesen sind.

- Bedenken hinsichtlich Qualität und Sicherheit: Ohne rechtlichen Rahmen gibt es keine Standards für Produktqualität oder -sicherheit, wodurch die Verbraucher verunreinigten oder falsch etikettierten Produkten ausgesetzt sind.

3. Begrenzter wirtschaftlicher Nutzen:

- Keine Steuereinnahmen: Anders als bei einer vollständigen Legalisierung werden durch die Entkriminalisierung keine Steuereinnahmen aus Cannabisverkäufen generiert, die zur Finanzierung von Initiativen im Bereich der öffentlichen Gesundheit, Bildung und Infrastruktur verwendet werden könnten.

- Verpasste wirtschaftliche Chancen: Die wirtschaftlichen Vorteile einer regulierten Cannabisindustrie, wie etwa die Schaffung von Arbeitsplätzen und Geschäftsmöglichkeiten, werden bei einer Entkriminalisierung nicht realisiert.

Vergleich zwischen Entkriminalisierung und vollständiger Legalisierung:

Während die Entkriminalisierung einen pragmatischen Ansatz zur Reduzierung der Schäden durch das Verbot bietet, fehlen ihr viele der Vorteile, die mit einer vollständigen Legalisierung verbunden sind. Eine vollständige Legalisierung beseitigt nicht nur strafrechtliche Sanktionen, sondern schafft auch einen regulierten Markt, der Produktsicherheit gewährleisten, Steuereinnahmen generieren und wirtschaftliche Chancen schaffen kann. Allerdings erfordert die Legalisierung auch robuste regulatorische Rahmenbedingungen und Durchsetzungsmechanismen, um potenzielle Nachteile wie einen erhöhten Zugang von Jugendlichen und Fahren unter Alkoholeinfluss anzugehen.

Die Entkriminalisierung ist ein entscheidender Schritt in der Entwicklung der Cannabispolitik und mildert einige der negativen Auswirkungen des Verbots. Allerdings werden dabei die breiteren wirtschaftlichen und regulatorischen Aspekte, die eine vollständige Legalisierung bieten kann, nicht berücksichtigt. Da sich immer mehr Staaten mit den Komplexitäten der Cannabispolitik auseinandersetzen, werden die Lehren aus den Bemühungen um Entkriminalisierung und vollständige Legalisierung für die Gestaltung zukünftiger Ansätze von unschätzbarem Wert sein.

Der Dominoeffekt? Mögliche zukünftige Trends

Die Legalisierung von Cannabis in den Vereinigten Staaten hat zu erheblichen Änderungen in der Politik der Bundesstaaten geführt und hat das Potenzial, allgemeinere Trends im ganzen Land zu beeinflussen. Dieser Abschnitt untersucht die Möglichkeit eines "Dominoeffekts", wenn immer mehr Bundesstaaten Cannabis legalisieren, und untersucht mögliche Änderungen der Bundespolitik, die die Zukunft der Cannabisregulierung prägen könnten.

Der Dominoeffekt bei der staatlichen Legalisierung:

Dynamik und Einfluss:

- Frühe Anwender als Katalysatoren: Staaten wie Colorado und Washington, die als erste die Legalisierung von Cannabis für den Freizeitgebrauch vorantrieben, schufen Präzedenzfälle und lieferten Rahmenbedingungen, die andere Staaten übernehmen konnten. Ihre Erfahrungen mit Regulierung, Besteuerung und Durchsetzung dienten als wertvolle Modelle für nachfolgende Staaten, die eine Legalisierung in Erwägung zogen.

- Regionaler Einfluss: Da Nachbarstaaten die wirtschaftlichen Vorteile und die relativ reibungslose Einführung der Legalisierung von Cannabis in Staaten beobachten, die diese Praxis bereits vorgezogen haben, wächst der Druck, diesem Beispiel zu folgen, um Steuereinnahmen und wirtschaftliche Chancen nicht zu verlieren. So hat die Legalisierung in Kalifornien Nachbarstaaten wie Nevada und Oregon dazu veranlasst, ähnliche Maßnahmen in Erwägung zu ziehen.

Wirtschaftlicher und sozialer Druck:

- Wirtschaftliche Anreize: Das Potenzial für erhebliche Steuereinnahmen durch den legalen Cannabisverkauf ist ein starker Anreiz für die Bundesstaaten. Je mehr Bundesstaaten die wirtschaftlichen Vorteile, einschließlich der Schaffung von Arbeitsplätzen und Geschäftsmöglichkeiten, demonstrieren, desto wahrscheinlicher werden sich auch andere von den finanziellen Aussichten überzeugen lassen.

- Meinungsverschiedenheiten in der Öffentlichkeit: Die öffentliche Unterstützung für die Legalisierung von Cannabis hat stetig zugenommen. Da immer mehr Staaten Cannabis legalisieren und die Öffentlichkeit positive Ergebnisse sieht, wie etwa geringere Kosten für die Strafverfolgung und eine erhöhte Finanzierung sozialer Programme, wächst die Unterstützung weiter und beeinflusst die politischen Entscheidungsträger.

Absehbare Änderungen der Bundespolitik:

Aktuelle Haltung der Bundesregierung:

- Einstufung als Schedule I: Derzeit ist Cannabis gemäß dem Controlled Substances Act als Substanz der Schedule I eingestuft, was bedeutet, dass es keinen anerkannten medizinischen Nutzen hat und ein hohes Missbrauchspotenzial aufweist. Diese Einstufung stellt erhebliche Hindernisse für die Forschung dar und führt zu Rechtskonflikten für Staaten, die Cannabis legalisiert haben.

- Unsicherheit hinsichtlich der Durchsetzung durch die Bundesregierung: Trotz der Legalisierung auf Bundesstaatsebene sind Cannabisunternehmen und -konsumenten immer noch mit möglichen Durchsetzungsmaßnahmen durch die Bundesregierung konfrontiert. Dies schafft ein Klima der Rechtsunsicherheit und begrenzt das Wachstum der Cannabisindustrie.

Mögliche Föderalreformen:

- Gesetzgebungsbemühungen: In den letzten Jahren gab es mehrere Gesetzgebungsbemühungen zur Reform der Cannabispolitik auf Bundesebene. Gesetzesentwürfe wie der

Marijuana Opportunity Reinvestment and Expungement (MORE) Act und der Secure and Fair Enforcement (SAFE) Banking Act zielen darauf ab, Cannabis auf Bundesebene zu entkriminalisieren, Fragen der sozialen Gerechtigkeit anzugehen und Finanzinstituten, die Cannabisunternehmen bedienen, rechtlichen Schutz zu bieten.

- Exekutivmaßnahmen: Es gibt zunehmende Forderungen nach Exekutivmaßnahmen zur Neuklassifizierung oder Streichung von Cannabis. Die Biden-Regierung hat eine gewisse Bereitschaft für Reformen signalisiert, darunter eine Überprüfung des Status von Cannabis in der Liste I und eine mögliche Begnadigung bei nicht gewalttätigen Cannabisdelikten.

Die Auswirkungen der Legalisierung auf Bundesebene:

- Einheitlichkeit und Klarheit: Eine Legalisierung auf Bundesebene würde für einheitliche Regelungen in allen Bundesstaaten sorgen, den derzeitigen Flickenteppich an Landesgesetzen reduzieren und ein berechenbareres Rechtsumfeld für Unternehmen und Verbraucher schaffen.

- Forschung und Entwicklung: Die Aufhebung bundesstaatlicher Beschränkungen würde die Möglichkeiten zur wissenschaftlichen Forschung im Bereich der medizinischen und therapeutischen Anwendung von Cannabis erheblich erweitern und zu einem besseren Verständnis seiner Vorteile und Risiken führen.

- Internationale Auswirkungen: Eine bundesweite Legalisierung in den USA könnte einen internationalen Welleneffekt haben, die globale Cannabispolitik beeinflussen und andere Länder dazu ermutigen, ihre Haltung zum Cannabisverbot zu überdenken.

Da immer mehr Bundesstaaten eine Legalisierung anstreben, steigt die Wahrscheinlichkeit eines Dominoeffekts, da wirtschaftliche Anreize und eine veränderte öffentliche Meinung weitere Veränderungen vorantreiben. Auf Bundesebene könnten anhaltende legislative und exekutive Bemühungen den Weg für bedeutende Reformen ebnen und im ganzen Land für Klarheit und Einheitlichkeit sorgen. Das Zusammenspiel zwischen staatlichen Maßnahmen und potenziellen Reformen auf Bundesebene lässt auf eine dynamische Zukunft der Cannabispolitik in den Vereinigten Staaten schließen, die das Potenzial hat, sowohl die nationale als auch die internationale Landschaft zu prägen.

Ein Blick in die Zukunft: Herausforderungen und Chancen in einem Patchwork-System

Während sich die Landschaft der Cannabislegalisierung in den Vereinigten Staaten weiter entwickelt, stellt die Flickenteppich-Natur der staatlichen Gesetze sowohl erhebliche Herausforderungen als auch einzigartige Chancen dar. Dieser Abschnitt befasst sich mit den Komplexitäten und Aussichten, die mit unterschiedlichen Cannabisvorschriften auf staatlicher Ebene einhergehen.

Herausforderungen, die sich aus einem Patchwork-System ergeben:

Internationaler Handel:

- Regulatorische Diskrepanzen: Da jeder Staat seine eigenen Cannabis-Regulierungen umsetzt, kommt es in Bereichen wie Lizenzierung, Besteuerung und Produktstandards zu erheblichen Diskrepanzen. Diese Unterschiede schaffen Hindernisse für Unternehmen, die versuchen, über Staatsgrenzen hinweg tätig zu werden, was zu Ineffizienzen und höheren Compliance-Kosten führt.

- Konflikte mit Bundesgesetzen: Das bundesstaatliche Verbot von Cannabis erschwert den zwischenstaatlichen Handel zusätzlich. Der Transport von Cannabisprodukten über Staatsgrenzen hinweg ist nach Bundesgesetz weiterhin illegal, selbst zwischen Staaten, in denen Cannabis legal ist. Diese Rechtsinkonsistenz behindert die Entwicklung eines zusammenhängenden nationalen Marktes.

Cannabis-Tourismus:

- Grenzüberschreitende Reisen: Staaten, in denen Cannabis legal ist, verzeichnen häufig einen Zustrom von Touristen aus Nachbarstaaten, in denen Cannabis weiterhin illegal ist. Dieser "Cannabis-Tourismus" kann die lokalen Ressourcen belasten, die Strafverfolgung erschweren und zu rechtlichen Unklarheiten hinsichtlich des Besitzes und Konsums von Cannabis durch Nichtansässige führen.

- Bedenken hinsichtlich der öffentlichen Sicherheit: Die Bewegung von Cannabistouristen kann Bedenken hinsichtlich der öffentlichen Sicherheit hervorrufen, insbesondere im Hinblick auf Fahren unter Alkoholeinfluss und den Transport von Cannabisprodukten über Staatsgrenzen hinweg. Die Staaten müssen diese Probleme durch koordinierte

Kampagnen zur öffentlichen Sicherheit und verbesserte Schulungen für Strafverfolgungsbehörden angehen.

Möglichkeiten in einem Patchwork-System:

Verbesserte Forschung und Datenaustausch:

- Unterschiedliche Regulierungsumgebungen: Die Unterschiede in den staatlichen Vorschriften schaffen ein natürliches Labor für die Untersuchung der Auswirkungen unterschiedlicher Cannabispolitiken. Forscher können Daten aus mehreren Staaten analysieren, um die Wirksamkeit verschiedener Ansätze in Bezug auf Regulierung, Besteuerung, öffentliche Gesundheit und Sicherheit zu bewerten.

- Gemeinsame Forschungsinitiativen: Staaten können bei Forschungsinitiativen zusammenarbeiten, um Daten und Erkenntnisse auszutauschen, was zu einem umfassenderen Verständnis der Auswirkungen von Cannabis und bewährter Verfahren für die Regulierung führt. Eine solche Zusammenarbeit kann zu politischen Verbesserungen und Innovationen führen.

Wirtschaftliche und soziale Vorteile:

- Wirtschaftswachstum: Staaten, die Cannabis legalisieren, erzielen häufig wirtschaftliche Vorteile, darunter die Schaffung von Arbeitsplätzen, höhere Steuereinnahmen und das Wachstum von Nebengeschäften. Diese positiven Ergebnisse können wertvolle Fallstudien liefern und andere Staaten ermutigen, über eine Legalisierung nachzudenken.

- Soziale Gerechtigkeitsprogramme: Einige Staaten haben soziale Gerechtigkeitsprogramme eingeführt, um die unverhältnismäßigen Auswirkungen des Cannabisverbots auf marginalisierte Gemeinschaften zu bekämpfen. Diese Programme können als Vorbild für andere Staaten dienen und Gerechtigkeit und Inklusivität in der aufstrebenden Cannabisindustrie fördern.

Politische Innovation und Anpassung:

- Aus Erfahrungen lernen: Wenn Staaten mit unterschiedlichen Regulierungsrahmen experimentieren, können erfolgreiche Strategien identifiziert und von anderen übernommen werden. Dieser iterative Prozess ermöglicht die Verfeinerung der Cannabis-Regulierung auf der Grundlage praktischer Erfahrungen und Beweise.

- Strategien für öffentliche Gesundheit und Sicherheit: Staaten können wirksame Strategien für öffentliche Gesundheit und Sicherheit entwickeln und weitergeben, wie etwa Aufklärungskampagnen und Methoden zur Erkennung von Beeinträchtigungen, um die mit dem Cannabiskonsum verbundenen Risiken zu mindern.

Der Flickenteppich der staatlichen Cannabisgesetze stellt erhebliche Herausforderungen dar, insbesondere im Hinblick auf den zwischenstaatlichen Handel und die Verwaltung des Cannabistourismus. Er bietet jedoch auch Möglichkeiten für Innovation, Forschung und Zusammenarbeit. Indem die Staaten die Vielfalt der Regulierungsansätze nutzen und den Datenaustausch fördern, können sie ihre Cannabispolitik verbessern und zu einem besser informierten und effektiveren nationalen Dialog über die Legalisierung von Cannabis beitragen. Da sich die Landschaft weiter verändert, wird es entscheidend sein, die Komplexität eines Flickenteppichsystems anzugehen, um die Vorteile der Cannabislegalisierung zu maximieren und die Risiken zu minimieren.

Kapitel 12: Der Weg in die Zukunft: Lehren aus den USA für Deutschland (und darüber hinaus)

Während Deutschland den Weg zur Legalisierung von Cannabis beschreitet, können aus den vielfältigen Erfahrungen der USA wertvolle Lehren gezogen werden. In den USA bietet das Flickwerk der Cannabispolitik auf Bundesstaatsebene eine reichhaltige Quelle an Einblicken in die Komplexität und die Folgen unterschiedlicher Regulierungsansätze. In diesem Kapitel werden die wichtigsten Erkenntnisse aus den Erfahrungen der USA untersucht, die Deutschlands Weg beeinflussen und möglicherweise anderen Ländern, die eine Cannabisreform in Erwägung ziehen, als Orientierung dienen können.

Wir werden uns mit den Erfolgen und Herausforderungen der Vorreiterstaaten in den USA befassen und die Auswirkungen verschiedener regulatorischer Rahmenbedingungen auf öffentliche Gesundheit, Sicherheit, Wirtschaftswachstum und soziale Gerechtigkeit untersuchen. Durch das Verständnis der im amerikanischen Kontext identifizierten Fallstricke und Best Practices kann Deutschland seine eigene Cannabispolitik besser gestalten, um potenzielle Risiken anzugehen und den Nutzen zu maximieren.

Darüber hinaus werden in diesem Kapitel die umfassenderen Auswirkungen auf die Reform der internationalen Cannabispolitik untersucht. Da immer mehr Länder die sich entwickelnde Rechtslandschaft in Ländern wie den USA und Deutschland beobachten, bietet sich die Möglichkeit für einen globalen Austausch von Wissen und Strategien. Durch Zusammenarbeit und gemeinsames Lernen können Länder effektivere und verantwortungsvollere Cannabispolitiken entwickeln, die ihre einzigartigen sozialen, wirtschaftlichen und kulturellen Kontexte widerspiegeln.

Indem sie die Erfahrungen der USA nutzen, können Deutschland und andere Länder den künftigen Weg mit mehr Zuversicht und Weitsicht beschreiten und so den Weg für einen fundierteren und ausgewogeneren Ansatz bei der Legalisierung von Cannabis ebnen.

Regulierung ist der Schlüssel: Ein Gleichgewicht finden

Bei der Untersuchung der Erfahrungen der USA mit der Legalisierung von Cannabis ist eine der wichtigsten Erkenntnisse die entscheidende Bedeutung einer wirksamen Regulierung. In den Staaten, die Cannabis für medizinische oder Freizeitzwecke legalisiert haben, sind unterschiedliche Regulierungsansätze entstanden, jeder mit seinen eigenen Stärken und Schwächen.

Ansätze zur Regulierung:

Lizenzierungsverfahren

- Die Bundesstaaten haben unterschiedliche Lizenzierungsverfahren für Cannabisunternehmen eingeführt, darunter Anbau, Verarbeitung, Vertrieb und Einzelhandel. Diese Verfahren sollen sicherstellen, dass die Unternehmen legal arbeiten, Qualitätsstandards einhalten und zu den Steuereinnahmen beitragen.

- Die Lizenzierungsrahmen unterscheiden sich hinsichtlich ihrer Komplexität und Inklusivität. Einige Staaten führen wettbewerbsorientierte, leistungsorientierte Systeme ein, während andere bei der Lizenzierung soziale Gerechtigkeit und Vielfalt in den Vordergrund stellen.

Anforderungen an die Produktprüfung:

- Qualitätskontrollmaßnahmen wie Produkttestanforderungen sind unerlässlich, um die Sicherheit und Wirksamkeit der den Verbrauchern zur Verfügung stehenden Cannabisprodukte zu gewährleisten. Tests umfassen in der Regel Analysen hinsichtlich Wirksamkeit, Verunreinigungen (z. B. Pestizide, Schimmel) und Cannabinoidprofilen.

- Die Bundesstaaten haben Laboratorien eingerichtet, die diese Tests durchführen und Produkte zertifizieren, die den gesetzlichen Standards entsprechen. Strenge Testprotokolle sind für den Schutz der öffentlichen Gesundheit und den Aufbau des Vertrauens der Verbraucher in den legalen Markt von entscheidender Bedeutung.

Maßnahmen zur Qualitätskontrolle:

- Die Qualitätskontrolle geht über die Produktprüfung hinaus und umfasst umfassendere Vorschriften für Anbaupraktiken, Herstellungsverfahren, Verpackung und Kennzeichnung. Diese Maßnahmen zielen darauf ab, die Produktqualität, Konsistenz und Verbraucherinformationen zu standardisieren.

- Die Bundesstaaten haben eine Reihe von Anforderungen hinsichtlich Verpackung und Kennzeichnung eingeführt, darunter kindersichere Verpackungen, Angaben zur Dosierung und Warnungen vor möglichen Gesundheitsrisiken.

Eine Balance finden:

Schaffung eines tragfähigen legalen Marktes:

- Eine wirksame Regulierung ist für die Schaffung eines lebendigen und nachhaltigen legalen Cannabismarktes, der mit dem illegalen Markt konkurrieren kann, unerlässlich. Gut konzipierte Regulierungen erleichtern die Beteiligung von Unternehmen, fördern Innovationen und generieren Steuereinnahmen für öffentliche Dienste und Programme.

- Lizenzierungsverfahren, die transparent, fair und zugänglich sind, fördern die Teilnahme eines breiten Spektrums von Interessengruppen, darunter auch kleine Unternehmen und Gemeinden, die überproportional vom Cannabisverbot betroffen sind.

Verhinderung negativer Folgen:

- Regulierung spielt auch eine entscheidende Rolle bei der Abmilderung potenzieller negativer Folgen der Cannabislegalisierung, wie etwa der Abwanderung auf den Schwarzmarkt und der Gefährdung der öffentlichen Gesundheit. Ein Gleichgewicht zwischen Marktzugänglichkeit und strenger Aufsicht ist der Schlüssel zur Bewältigung dieser Herausforderungen.

- Um illegale Aktivitäten zu verhindern und die öffentlichen Sicherheitsstandards aufrechtzuerhalten, sind robuste Durchsetzungsmechanismen erforderlich, darunter Kontrollen der Einhaltung der Vorschriften, Inspektionen und Strafen bei Nichteinhaltung.

Während Deutschland über die Legalisierung von Cannabis nachdenkt, kann es wertvolle Erkenntnisse aus den in den US-Bundesstaaten umgesetzten Regulierungsrahmen ziehen. Durch die Priorisierung umfassender und gut durchgesetzter Regulierungen kann Deutschland einen legalen Cannabismarkt aufbauen, der wirtschaftliche Chancen mit Überlegungen zur öffentlichen Gesundheit und Sicherheit in Einklang bringt. Um den richtigen Regulierungsansatz zu finden, müssen die aus den Erfahrungen der USA gewonnenen Erkenntnisse sorgfältig berücksichtigt und fortlaufend bewertet und angepasst werden, um sich verändernden Herausforderungen und Chancen zu begegnen.

Steuerstrategien: Einnahmen und Erschwinglichkeit im Gleichgewicht

In den Vereinigten Staaten ist die Besteuerung von Cannabis ein zentraler Bestandteil der Legalisierungsbemühungen auf Bundesstaatsebene, wobei die Bundesstaaten unterschiedliche Steuerstrukturen implementieren, um die Cannabisindustrie zu regulieren und Einnahmen daraus zu generieren. In diesem Abschnitt werden die verschiedenen Steuerstrategien der US-Bundesstaaten, die potenziellen Vorteile von Cannabissteuereinnahmen und die Herausforderungen untersucht, ein Gleichgewicht zwischen Einnahmegenerierung und Erschwinglichkeit zu finden.

Unterschiedliche Steuerstrukturen:

Anbausteuern:

- Viele Staaten erheben Steuern auf den Cannabisanbau, die in der Regel auf dem Gewicht oder Volumen der geernteten Cannabispflanzen basieren. Anbausteuern werden oft in mehreren Produktionsphasen erhoben, vom Anbau bis zum Vertrieb, und variieren in Höhe und Umsetzungsmethoden.

- Ziel dieser Steuern ist es, Einnahmen aus dem Cannabisanbau zu erzielen und den Landesregierungen eine stabile Einnahmequelle zu bieten.

Verbrauchsteuern:

- Auf den Verkauf von Cannabisprodukten im Einzelhandel werden üblicherweise Verbrauchsteuern erhoben, die in der Regel als Prozentsatz des Einzelhandelspreises berechnet werden. Diese Steuern sollen Einnahmen aus Verbraucherkäufen generieren und können von Staat zu Staat erheblich variieren.

- Verbrauchsteuern können als Wertsteuern (auf Grundlage des Produktpreises) oder als spezifische Steuern (auf Grundlage von Menge oder Gewicht) ausgestaltet sein, wobei jede dieser Steuern eigene Auswirkungen auf die Preisgestaltung und die Erzielung von Einnahmen hat.

Mehrwertsteuer:

- Zusätzlich zu den Verbrauchsteuern erheben die meisten Staaten eine normale Umsatzsteuer auf den

Einzelhandelsverkauf von Cannabisprodukten. Die Umsatzsteuersätze variieren je nach Gerichtsbarkeit und können staatliche, lokale und manchmal spezielle Bezirkssteuern umfassen.

- Umsatzsteuern stellen eine zusätzliche Einnahmequelle für Landesregierungen und Kommunalverwaltungen dar und werden typischerweise auf eine breite Palette von Konsumgütern erhoben, darunter auch Cannabisprodukte.

Potenzielle Vorteile der Steuereinnahmen aus Cannabis:

Staatliche Einnahmen:

- Die Steuereinnahmen aus Cannabis stellen für die Landesregierungen eine bedeutende Einnahmequelle dar. Die Erlöse werden zur Finanzierung verschiedener öffentlicher Dienste und Programme verwendet, darunter Bildung, Gesundheitsversorgung, Strafverfolgung und Drogenprävention.

- Die Legalisierung von Cannabis birgt das Potenzial, erhebliche Steuereinnahmen zu generieren, insbesondere in Staaten mit großen Verbrauchermärkten und robusten Regulierungsrahmen.

Sozialprogramme:

- Steuereinnahmen aus Cannabis können für bestimmte soziale Programme und Initiativen zweckgebunden werden, wie etwa Drogenbehandlungs- und Präventionsprogramme, Kampagnen im Bereich der öffentlichen Gesundheit,

Jugendbildung und Gleichstellungsprogramme, die auf die Bekämpfung der Schäden des Cannabisverbots abzielen.

- Durch die Zuweisung von Steuereinnahmen zu gezielten Initiativen können die Staaten die mit dem Cannabisverbot verbundenen sozialen und wirtschaftlichen Ungleichheiten abmildern und Gemeinschaften unterstützen, die von der Drogenpolitik der Vergangenheit überproportional betroffen waren.

Einnahmen und Erschwinglichkeit in Einklang bringen:

Bedenken hinsichtlich der Erschwinglichkeit:

- Hohe Steuersätze für Cannabisprodukte können zu überhöhten Einzelhandelspreisen führen, wodurch legale Produkte gegenüber denen auf dem illegalen Markt weniger wettbewerbsfähig werden. Eine übermäßige Besteuerung kann auch Verbraucher mit niedrigem Einkommen unverhältnismäßig stark treffen, den Zugang zu legalem Cannabis erschweren und den Schwarzmarkt begünstigen.

- Um den Erfolg und die Nachhaltigkeit des legalen Cannabismarktes sicherzustellen, ist es von entscheidender Bedeutung, den Bedarf an Steuereinnahmen mit dem Ziel der Erschwinglichkeit abzuwägen.

Anti-Schwarzmarkt-Aktivitäten:

- Übermäßige Besteuerung kann unbeabsichtigt den Schwarzmarkt ankurbeln, da sie die Verbraucher dazu veranlasst, nach billigeren Alternativen außerhalb des legalen Marktes zu suchen. Um dem entgegenzuwirken, müssen die

Staaten die Steuersätze sorgfältig kalibrieren, um Preisunterschiede zwischen legalen und illegalen Produkten zu minimieren.

- Die Umsetzung von Maßnahmen wie Steuererleichterungen für Kleinunternehmen, Mengenrabatten oder Steueranreizen für die Einhaltung von Vorschriften kann dazu beitragen, die Teilnahme am legalen Markt zu fördern und Schwarzmarktaktivitäten zu verhindern.

Wenn Deutschland über die Legalisierung von Cannabis nachdenkt, muss es seine Steuerstrategie sorgfältig ausarbeiten, um die Ziele der Einnahmegenerierung, Erschwinglichkeit und Marktwettbewerbsfähigkeit in Einklang zu bringen. Deutschland kann sich von den US-Bundesstaaten inspirieren lassen und eine Steuerstruktur entwickeln, die die Einnahmen maximiert und gleichzeitig unbeabsichtigte Folgen wie überhöhte Preise und anhaltende Schwarzmarktaktivitäten minimiert. Durch die Einführung eines differenzierten und anpassungsfähigen Steueransatzes kann Deutschland die wirtschaftlichen Vorteile der Cannabislegalisierung nutzen und gleichzeitig eine florierende und gerechte legale Cannabisindustrie fördern.

Aufklärung der Öffentlichkeit und Nachrichtenübermittlung

Im Rahmen der Legalisierung von Cannabis spielen Aufklärungskampagnen eine entscheidende Rolle bei der Gestaltung von Wahrnehmungen, Einstellungen und Verhaltensweisen gegenüber Cannabiskonsum. In diesem Abschnitt wird die Wirksamkeit von Aufklärungskampagnen in

US-Bundesstaaten in Bezug auf verantwortungsvollen Cannabiskonsum, Fahren unter Alkoholeinfluss und potenzielle Gesundheitsrisiken untersucht. Dabei wird die Bedeutung maßgeschneiderter Botschaften für verschiedene Zielgruppen hervorgehoben.

Wirksamkeit von Aufklärungskampagnen:

Verantwortungsvoller Cannabiskonsum:

- Öffentliche Aufklärungskampagnen in US-Bundesstaaten zielten darauf ab, Erwachsene über verantwortungsvolle Praktiken beim Cannabiskonsum zu informieren, einschließlich Dosierungskontrolle, Vermeidung des Mischens mit Alkohol oder anderen Substanzen und Verständnis für die Auswirkungen verschiedener Konsummethoden (z. B. Rauchen, Esswaren, Verdampfen).

– Diese Kampagnen nutzten verschiedene Kanäle, darunter Fernsehen, Radio, soziale Medien und Druckerzeugnisse, um Informationen zu verbreiten und ein verantwortungsvolles Nutzungsverhalten zu fördern.

Fahren unter dem Einfluss:

- Die Aufklärungsbemühungen der Öffentlichkeit konzentrierten sich darauf, das Bewusstsein für die Risiken des Fahrens unter dem Einfluss von Cannabis und die Wichtigkeit, nicht unter Drogeneinfluss zu fahren, zu schärfen. Die Botschaft betont die Beeinträchtigung der kognitiven und motorischen Funktionen durch Cannabis und fördert alternative Transportmöglichkeiten.

- In Kampagnen werden häufig gezielte Botschaften rund um Feiertage oder Ereignisse verwendet, die mit erhöhtem Cannabiskonsum in Zusammenhang stehen, wie z. B. die 4/20-Feierlichkeiten, um die Bedeutung eines verantwortungsvollen Verhaltens zu betonen.

Gesundheitsrisiken und Überlegungen:

- Öffentliche Aufklärungskampagnen zielten darauf ab, die Öffentlichkeit über die potenziellen gesundheitlichen Risiken und Aspekte im Zusammenhang mit dem Cannabiskonsum zu informieren, darunter Atemwegsprobleme durch das Rauchen, kognitive Beeinträchtigungen, Auswirkungen auf die psychische Gesundheit und das Abhängigkeits- oder Suchtpotenzial.

- Ziel der Nachrichten ist es, genaue und beweisbasierte Informationen bereitzustellen, um Mythen und Missverständnisse über Cannabis auszuräumen und Einzelpersonen in die Lage zu versetzen, fundierte Entscheidungen über ihre Gesundheit und ihr Wohlbefinden zu treffen.

Nachrichten auf unterschiedliche Zielgruppen zuschneiden:

Erwachsene:

- Aufklärungskampagnen für Erwachsene konzentrieren sich häufig auf Strategien zur Schadensminimierung, Richtlinien für einen verantwortungsvollen Konsum und das Verständnis der rechtlichen Rahmenbedingungen für den Cannabiskonsum. Die Botschaften zielen darauf ab, Erwachsene zu befähigen, fundierte Entscheidungen über ihren Cannabiskonsum zu treffen und gleichzeitig potenzielle Risiken zu minimieren.

Jugend:

- Kampagnen, die sich an Jugendliche richten, zielen darauf ab, den Cannabiskonsum Minderjähriger zu verhindern, indem sie die möglichen negativen Folgen hervorheben, darunter Auswirkungen auf die Gehirnentwicklung, die schulischen Leistungen und die sozialen Beziehungen. Die Botschaften verwenden oft jugendfreundliche Sprache und Bilder, um bei jüngeren Zielgruppen Anklang zu finden.

Eltern:

- Öffentliche Aufklärungsbemühungen, die sich an Eltern richten, betonen die Bedeutung einer offenen Kommunikation mit ihren Kindern über Cannabis, das Erkennen von Anzeichen eines möglichen Konsums oder Experimentierens und die Bereitstellung von Anleitungen für konstruktive Gespräche über den Substanzgebrauch.

- Diese Kampagnen stellen Eltern Ressourcen und Werkzeuge zur Verfügung, um Diskussionen mit ihren Kindern über den Cannabiskonsum zu führen und ein Umfeld des Vertrauens, Verständnisses und der Unterstützung zu fördern.

Eine effektive Aufklärung der Öffentlichkeit und eine effektive Botschaft sind wesentliche Bestandteile erfolgreicher Bemühungen zur Legalisierung von Cannabis. Sie tragen dazu bei, die Öffentlichkeit über verantwortungsvolle

Konsumpraktiken zu informieren, potenzielle Risiken zu mindern und die öffentliche Sicherheit zu fördern. Indem die Botschaften auf unterschiedliche Zielgruppen zugeschnitten und verschiedene Kommunikationskanäle genutzt werden, kann Deutschland wirkungsvolle Aufklärungskampagnen entwickeln, die bei der Bevölkerung Anklang finden und die verantwortungsvolle Umsetzung der Cannabislegalisierung unterstützen. Aufbauend auf den Erfahrungen der US-Bundesstaaten kann Deutschland Kampagnen entwickeln, die es den Menschen ermöglichen, fundierte Entscheidungen über den Cannabiskonsum zu treffen und zum allgemeinen Wohlergehen der Gesellschaft beizutragen.

Soziale Gerechtigkeit und Inklusion

In den USA war die Cannabisbranche historisch von Ungleichheiten bei der Beteiligung geprägt. Gemeinden, die überproportional von der früheren Cannabisprohibition betroffen waren, sahen sich häufig mit Zugangsbarrieren und Ausschlüssen vom legalen Markt konfrontiert. Einige US-Bundesstaaten erkannten die Notwendigkeit, diese Ungleichheiten anzugehen, und haben Maßnahmen zur Förderung der sozialen Gerechtigkeit und Inklusion in der Cannabisbranche umgesetzt. Dieser Abschnitt untersucht die von diesen Bundesstaaten angewandten Strategien und diskutiert mögliche Wege zur Förderung von Vielfalt und Inklusion in der deutschen Cannabisbranche.

Soziale Gerechtigkeit in der US-Cannabisindustrie ansprechen:

Aktienprogramme:

- Mehrere US-Bundesstaaten haben Beteiligungsprogramme eingerichtet, die darauf abzielen, Einzelpersonen und Gemeinschaften, die durch das frühere Cannabisverbot negativ betroffen waren, Chancen zu bieten. Diese Programme können vorrangige Lizenzen, Gebührenbefreiungen oder -ermäßigungen, technische Unterstützung und Zugang zu Kapital für Beteiligungsantragsteller umfassen.

- Gleichstellungsprogramme zielen darauf ab, gleiche Wettbewerbsbedingungen zu schaffen, indem sie Markteintrittsbarrieren abbauen und eine stärkere Vertretung von Unternehmen im Besitz von Minderheiten, Frauen, Veteranen und Personen mit früheren Cannabis-Verurteilungen fördern.

Wiederinvestition in die Gemeinschaft:

- Staaten mit Cannabislegalisierung haben Initiativen zur Wiederinvestition in die Gemeinden umgesetzt, die darauf abzielen, Cannabissteuereinnahmen und Lizenzgebühren in Programme und Dienste in Gemeinden zu lenken, die überproportional von der früheren Drogenpolitik betroffen waren. Diese Initiativen können die Finanzierung von Berufsausbildung, Bildung, Wohnbeihilfe, Gesundheitsdiensten und wirtschaftlicher Entwicklung umfassen.

Personalentwicklung:

- Um die Vielfalt und Inklusion der Belegschaft zu fördern, haben einige Staaten Programme zur Personalentwicklung eingeführt, die auf die Bereitstellung von Schulungen, Ausbildung und Beschäftigungsmöglichkeiten in der Cannabisbranche abzielen. Diese Programme können sich an

Personen aus Randgruppen richten und Wege zu sinnvoller Beschäftigung und beruflichem Aufstieg bieten.

Förderung der Vielfalt in der deutschen Cannabisindustrie:

Lizenzierung und Eigentum:

- Deutschland kann Vielfalt und Inklusion in der Cannabisbranche durch Lizenz- und Eigentumsregelungen fördern, die Eigenkapitalbewerbern und Unternehmen in Minderheitsbesitz Vorrang einräumen. Dies kann die Bereitstellung eines Prozentsatzes der Lizenzen für Eigenkapitalbewerber, die Bereitstellung finanzieller Anreize oder Unterstützung sowie die Einrichtung von Mentorenprogrammen zur Unterstützung von Minderheitsunternehmern umfassen.

Beschäftigungsbeteiligung:

- Deutschland kann die Vielfalt und Inklusion in der Cannabisbranche fördern, indem es Initiativen zur Personalentwicklung umsetzt, wie etwa Schulungsprogramme, Ausbildungen und Arbeitsvermittlungsdienste, die sich an Personen aus unterrepräsentierten Gemeinschaften richten. Diese Programme können dazu beitragen, einen vielfältigen Talentpool aufzubauen und Wege zur Beschäftigung in der Cannabisbranche zu schaffen.

Engagement und Reinvestition in der Gemeinschaft:

- Deutschland kann soziale Gerechtigkeit und Inklusion auch durch gesellschaftliches Engagement und Reinvestitionsinitiativen fördern, indem die Einnahmen aus

Cannabissteuern und Lizenzgebühren in Programme und Dienstleistungen in Gemeinden fließen, die überproportional von der Drogenpolitik der Vergangenheit betroffen waren. Dazu können Mittel für Bildung, Gesundheitsversorgung, Berufsausbildung und Initiativen zur wirtschaftlichen Entwicklung gehören.

Die Förderung sozialer Gerechtigkeit und Inklusion in der Cannabisbranche ist für den Aufbau eines fairen, gerechten und nachhaltigen Cannabismarktes von entscheidender Bedeutung. Indem Deutschland aus den Erfahrungen der US-Bundesstaaten schöpft und gezielte Strategien zur Beseitigung historischer Ungleichheiten umsetzt, kann es eine integrative Cannabisbranche aufbauen, die allen Beteiligten zugutekommt und zu umfassenderen sozialen und wirtschaftlichen Entwicklungszielen beiträgt. Durch gezielte Politikgestaltung und gemeinsame Anstrengungen mit Gemeinden, Regulierungsbehörden und Branchenteilnehmern kann Deutschland eine vielfältige und florierende Cannabisbranche fördern, die die Grundsätze von Gleichheit, Gerechtigkeit und Chancen für alle widerspiegelt.

Forschung und Datenaustausch

Die Legalisierung von Cannabis in mehreren US-Bundesstaaten hat Forschern eine beispiellose Gelegenheit geboten, die Auswirkungen des Cannabiskonsums umfassend zu untersuchen. In diesem Abschnitt wird untersucht, wie die Legalisierung von Cannabis die Forschung in den Vereinigten Staaten erleichtert hat, und es wird betont, wie wichtig es ist, dass Deutschland robuste Forschungsinitiativen etabliert und mit anderen Ländern zusammenarbeitet, um Daten und bewährte Verfahren auszutauschen.

Erleichterung der Forschung in den Vereinigten Staaten:

Zugang zu Cannabisprodukten:

- Durch die Legalisierung wurde der Zugang zu Cannabisprodukten für Forschungszwecke erweitert, sodass Wissenschaftler verschiedene Cannabissorten, Konsummethoden und Formulierungen untersuchen können. Dieser Zugang hat es Forschern ermöglicht, die Auswirkungen von Cannabis auf Gesundheit, Verhalten und Gesellschaft umfassender zu untersuchen.

Klinische Studien:

- Die Legalisierung hat zu einer Zunahme klinischer Studien geführt, in denen das therapeutische Potenzial von Cannabis bei verschiedenen Erkrankungen untersucht wird, darunter chronische Schmerzen, Epilepsie, Multiple Sklerose und psychiatrische Störungen. Diese Studien haben wertvolle Erkenntnisse zur Wirksamkeit und Sicherheit von Behandlungen auf Cannabisbasis geliefert.

Epidemiologische Forschung:

- Die Legalisierung hat die epidemiologische Forschung zur Bewertung der Auswirkungen des Cannabiskonsums auf die öffentliche Gesundheit erleichtert, einschließlich der Konsummuster, der Verbreitung cannabisbedingter Störungen und der Zusammenhänge mit psychischen Folgen, Drogenmissbrauch und Fahruntüchtigkeit.

Bedeutung der Forschung in Deutschland:

Informierte politische Entscheidungen:

- Um evidenzbasierte politische Entscheidungen hinsichtlich der Legalisierung, Regulierung und Interventionen im Bereich der öffentlichen Gesundheit zu treffen, sind fundierte Forschungsinitiativen unerlässlich. Die Forschung kann politischen Entscheidungsträgern empirische Daten über die potenziellen Vorteile, Risiken und sozialen Auswirkungen des Cannabiskonsums liefern und so die Entwicklung wirksamer Regulierungsrahmen und Strategien zur Schadensminderung vorantreiben.

Gesundheitspraktiken:

- Die Forschung kann klinische Richtlinien und bewährte Praktiken für Gesundheitsdienstleister in Bezug auf die medizinische Verwendung von Cannabis, Patientenscreening, Dosierung, Überwachung und mögliche Wechselwirkungen mit anderen Medikamenten liefern. Angehörige der Gesundheitsberufe können von evidenzbasierten Informationen profitieren, um fundierte Entscheidungen über die Empfehlung cannabisbasierter Behandlungen und die Verwaltung der Patientenversorgung zu treffen.

Öffentliche Bildung:

- Forschungsergebnisse können die Aufklärungsarbeit der Öffentlichkeit unterstützen, indem sie genaue und aktuelle Informationen über Cannabiskonsum, Risiken und Strategien zur Schadensminderung liefern. Kampagnen zur öffentlichen Gesundheit können Forschungsergebnisse nutzen, um das

Bewusstsein zu schärfen, Mythen zu zerstreuen und einen verantwortungsvollen Umgang mit Cannabis in der Bevölkerung zu fördern.

Zusammenarbeit und Datenaustausch:

Internationale Zusammenarbeit:

- Deutschland kann von der Zusammenarbeit mit anderen Ländern wie den USA, Kanada und den Niederlanden profitieren, um Forschungsergebnisse, Methoden und bewährte Praktiken im Zusammenhang mit der Legalisierung und Regulierung von Cannabis auszutauschen. Eine internationale Zusammenarbeit kann den Datenaustausch, interkulturelle Vergleiche und den Austausch von Fachwissen erleichtern, um das wissenschaftliche Verständnis und die Politikentwicklung voranzutreiben.

Initiativen zum Datenaustausch:

- Deutschland kann Initiativen zum Datenaustausch und Forschungsnetzwerke einrichten, um die Zusammenarbeit zwischen Forschern, Gesundheitsdienstleistern, politischen Entscheidungsträgern und Interessenvertretern der Industrie zu fördern. Diese Initiativen können die Erhebung, Analyse und Verbreitung von Daten über Cannabiskonsummuster, gesundheitliche Folgen, Marktdynamik und regulatorische Auswirkungen erleichtern und so eine evidenzbasierte Entscheidungsfindung und eine kontinuierliche Überwachung der Cannabislandschaft unterstützen.

Während Deutschland sich durch das komplexe Terrain der Cannabislegalisierung bewegt, werden Forschung und Datenaustausch von entscheidender Bedeutung sein, um politische Entscheidungen zu treffen, die öffentliche Gesundheit zu fördern und das wissenschaftliche Verständnis zu erweitern. Durch Investitionen in die Forschungsinfrastruktur, die Förderung der Zusammenarbeit und den Aufbau internationaler Partnerschaften kann Deutschland die Erfahrungen anderer Länder nutzen und zu einer globalen Wissensbasis über Cannabiskonsum und -regulierung beitragen. Durch evidenzbasierte Politikgestaltung und gemeinsame Forschungsanstrengungen kann Deutschland sicherstellen, dass bei seinem Ansatz zur Cannabislegalisierung die öffentliche Gesundheit, Sicherheit und Gerechtigkeit für alle im Vordergrund stehen.

Aus Fehlern lernen: Fallstricke vermeiden

Die Legalisierung von Cannabis in den Vereinigten Staaten hat wertvolle Einblicke in die Komplexität und Herausforderungen der Regulierung einer zuvor verbotenen Substanz gegeben. Dieser Abschnitt untersucht mögliche Fallstricke, auf die einige US-Bundesstaaten bei ihren Legalisierungsprozessen gestoßen sind, und diskutiert, wie Deutschland aus diesen Fehlern lernen kann, um ähnliche Fallstricke in seinem eigenen Legalisierungsprozess zu vermeiden.

Überregulierung:

Ausgabe:

- Einige US-Bundesstaaten wurden kritisiert, weil sie zu restriktive Vorschriften eingeführt hatten, die die Marktteilnahme einschränken, Innovationen hemmen und Verbraucher auf den illegalen Markt drängen. Übermäßige Regulierungslasten wie hohe Lizenzgebühren, strenge Testanforderungen und komplexe Compliance-Standards können Markteintrittsbarrieren für kleine Unternehmen und Unternehmer schaffen.

Lektion für Deutschland:

- Deutschland kann von den Erfahrungen der US-Bundesstaaten lernen, indem es einen ausgewogenen Regulierungsansatz verfolgt, der die öffentliche Gesundheit und Sicherheit gewährleistet und gleichzeitig einen wettbewerbsfähigen und vielfältigen Rechtsmarkt fördert. Die Regulierungsbehörden sollten die möglichen Auswirkungen von Vorschriften auf die Marktdynamik, den Verbraucherzugang und die Beteiligung der Industrie sorgfältig prüfen, um unbeabsichtigte Folgen zu vermeiden und die Marktnachhaltigkeit zu fördern.

Eingeschränkter Zugriff für Verbraucher:

Ausgabe:

- In einigen US-Bundesstaaten haben regulatorische Einschränkungen wie begrenzte Abgabelizenzen, Zonenbeschränkungen und Produktknappheit dazu geführt, dass Verbraucher nur unzureichenden Zugang zu legalem Cannabis haben. Lange Wartezeiten, hohe Preise und begrenzte Produktvielfalt können Verbraucher auf den illegalen

Markt oder in benachbarte Bundesstaaten mit günstigeren Bestimmungen treiben.

Lektion für Deutschland:

- Deutschland kann dem Verbraucherzugang und der Erschwinglichkeit von Medikamenten Priorität einräumen, indem es Maßnahmen umsetzt, die einen robusten und integrativen legalen Markt fördern. Dazu können die Vereinfachung des Lizenzierungsprozesses, die Ausweitung der Anzahl von Einzelhandelsgeschäften und die Sicherstellung eines ausreichenden Angebots und einer ausreichenden Produktvielfalt gehören, um die Nachfrage der Verbraucher zu decken. Indem Deutschland den Bedürfnissen und Vorlieben der Verbraucher Priorität einräumt, kann es einen wettbewerbsfähigen legalen Markt schaffen, der den illegalen Markt effektiv verdrängt.

Herausforderungen bei der Kontrolle des Schwarzmarktes:

Ausgabe:

- Trotz Legalisierungsbemühungen kämpfen einige US-Bundesstaaten weiterhin mit anhaltenden Schwarzmarktaktivitäten aufgrund von Faktoren wie hohen Steuern, regulatorischen Belastungen und unzureichenden Durchsetzungsressourcen. Illegale Betreiber können Schlupflöcher im Rechtsrahmen ausnutzen oder die legalen

Preise unterbieten, um Marktanteile zu halten, was die Ziele der Legalisierung untergräbt.

Lektion für Deutschland:

- Deutschland kann seine Durchsetzungsbemühungen und Regulierungsmechanismen verstärken, um den Schwarzmarkt wirksam zu bekämpfen und die Integrität des legalen Cannabismarktes zu schützen. Dies kann die Einführung robuster Verfolgungs- und Durchsetzungssysteme, Investitionen in die Ausbildung und Ressourcen der Strafverfolgungsbehörden sowie die Zusammenarbeit mit Nachbarländern bei der Bekämpfung des grenzüberschreitenden Schmuggels und des illegalen Handels umfassen. Durch die Priorisierung proaktiver Durchsetzungsmaßnahmen kann Deutschland illegale Betreiber abschrecken und die Einhaltung gesetzlicher Vorschriften sicherstellen.

Auf dem Weg zur Legalisierung von Cannabis muss Deutschland die Erfahrungen der US-Bundesstaaten berücksichtigen, um mögliche Fallstricke zu vermeiden und den Erfolg seines Legalisierungsrahmens zu maximieren. Durch einen ausgewogenen Regulierungsansatz, der dem Zugang und der Erschwinglichkeit für den Verbraucher Priorität einräumt und die Durchsetzungsmaßnahmen stärkt, kann Deutschland einen florierenden legalen Cannabismarkt schaffen, der die öffentliche Gesundheit, Sicherheit und wirtschaftliche Entwicklung fördert und gleichzeitig den Einfluss des illegalen Marktes minimiert. Durch kontinuierliche Evaluierung, Anpassung und Lernen aus Fehlern der Vergangenheit kann Deutschland einen Kurs in Richtung einer verantwortungsvollen und wirksamen Cannabisregulierung einschlagen, die den Bedürfnissen seiner Bürger und Gemeinden gerecht wird.

Ein globales Gespräch: Die sich entwickelnde Landschaft

Die globale Diskussion um die Legalisierung oder Entkriminalisierung von Cannabis hat in den letzten Jahren an Dynamik gewonnen. Dies spiegelt veränderte Einstellungen, sich entwickelnde wissenschaftliche Erkenntnisse und sich ändernde regulatorische Rahmenbedingungen wider. Dieser Abschnitt untersucht kurz den zunehmenden globalen Trend zur Legalisierung oder Entkriminalisierung von Cannabis und hebt die Bedeutung des deutschen Ansatzes in diesem breiteren internationalen Kontext hervor.

Weltweiter Trend zur Legalisierung:

Einstellungswandel:

- Weltweit hat sich die Einstellung der Öffentlichkeit gegenüber Cannabis deutlich verändert. Die potenziellen therapeutischen Vorteile werden zunehmend akzeptiert und die Versäumnisse der Prohibitionspolitik werden anerkannt. Diese veränderte gesellschaftliche Perspektive hat den Weg für Gesetzesreformen geebnet, die auf die Legalisierung oder Entkriminalisierung von Cannabis für medizinische und/oder Freizeitzwecke abzielen.

Sich entwickelnde regulatorische Rahmenbedingungen:

- Länder auf der ganzen Welt überdenken ihre Cannabispolitik und erkunden alternative Regulierungsansätze. Einige Gerichtsbarkeiten haben sich für eine vollständige Legalisierung entschieden und erlauben den kommerziellen Anbau, die Produktion und den Verkauf von Cannabisprodukten, während andere Entkriminalisierungsmaßnahmen ergriffen haben, um die Strafen für Besitz und Konsum zu verringern.

Deutschlands Rolle im globalen Dialog:

Führung und Innovation:

- Als eine der größten Volkswirtschaften Europas und ein wichtiger Akteur auf der Weltbühne hat Deutschlands Ansatz zur Legalisierung von Cannabis erhebliches Gewicht und Einfluss. Deutschland hat die Chance, Führungsstärke und Innovation bei der Ausarbeitung evidenzbasierter Strategien zu zeigen, die öffentliche Gesundheit, Sicherheit und soziale Gerechtigkeit in den Vordergrund stellen.

Potenzial für Zusammenarbeit:

- Der deutsche Legalisierungsrahmen bietet Möglichkeiten zur Zusammenarbeit und zum Wissensaustausch mit anderen Ländern, die mit ähnlichen regulatorischen Herausforderungen zu kämpfen haben. Durch die Förderung internationaler Partnerschaften kann Deutschland bewährte Verfahren, Forschungsergebnisse und politische Erkenntnisse austauschen, um die globale Cannabispolitik zu informieren und zu verbessern.

In einer zunehmend vernetzten Welt ist die Entwicklung der Cannabispolitik in Deutschland Teil einer breiteren globalen Diskussion über Drogenregulierung, öffentliche Gesundheit und soziale Gerechtigkeit. Indem sich Deutschland als fortschrittlicher und verantwortungsvoller Vorreiter bei der Legalisierung von Cannabis positioniert, kann es dazu beitragen, die Zukunft der Reform der Drogenpolitik zu gestalten und das Wohlergehen von Einzelpersonen und Gemeinschaften weltweit zu verbessern. Durch Zusammenarbeit, Dialog und gemeinsames Lernen kann Deutschland eine entscheidende Rolle beim Aufbau eines gerechteren, evidenzbasierten und nachhaltigeren Ansatzes zur Cannabisregulierung auf internationaler Ebene spielen.

Das langfristige Ziel: Laufende Überwachung und Bewertung

Der Weg zur Legalisierung von Cannabis in Deutschland endet nicht mit der Verabschiedung eines Gesetzes; er markiert lediglich den Beginn eines kontinuierlichen Prozesses der Überwachung, Bewertung und Anpassung. Dieser Abschnitt unterstreicht die entscheidende Bedeutung der Einrichtung eines robusten Systems zur kontinuierlichen Überwachung und Bewertung, um die Auswirkungen der Cannabislegalisierung zu beurteilen und die Richtlinien auf der Grundlage von Daten und Erfahrungen zu verfeinern.

Sicherstellung von Rechenschaftspflicht und Transparenz:

Datensammlung und Analyse:

- Die Einrichtung umfassender Datenerfassungsmechanismen ist für die Überwachung verschiedener Aspekte der Cannabislegalisierung, einschließlich Konsummuster, Auswirkungen auf die öffentliche Gesundheit, Marktdynamik und Einhaltung gesetzlicher Vorschriften, von wesentlicher Bedeutung. Durch die systematische Erfassung und Analyse von Daten aus verschiedenen Quellen können politische Entscheidungsträger Einblicke in die Auswirkungen der Legalisierung auf die Gesellschaft gewinnen und evidenzbasierte Entscheidungen treffen.

Einbindung der Stakeholder:

- Eine sinnvolle Einbindung der Interessengruppen, einschließlich Beiträgen von Regierungsbehörden, Experten des öffentlichen Gesundheitswesens, Strafverfolgungsbeamten, Interessengruppen aus der Industrie und Vertretern der Gemeinschaft, ist von entscheidender Bedeutung, um Transparenz, Rechenschaftspflicht und Inklusivität im Überwachungs- und Bewertungsprozess sicherzustellen. Die Zusammenarbeit zwischen verschiedenen Interessengruppen fördert ein gemeinsames Verständnis von Herausforderungen und Chancen und erhöht die Legitimität politischer Entscheidungen.

Anpassung an neue Trends und Herausforderungen:

Flexibilität bei der Richtliniengestaltung:

- Legale Cannabismärkte sind dynamisch und unterliegen sich entwickelnden Trends, technologischen Fortschritten und gesellschaftlichen Veränderungen. Die politischen Entscheidungsträger müssen flexibel bleiben und auf neue Herausforderungen wie neue Konsumtrends, Bedenken hinsichtlich der öffentlichen Gesundheit oder Marktstörungen reagieren. Flexibilität bei der Politikgestaltung ermöglicht zeitnahe Anpassungen der Vorschriften und Interventionen, um aufkommende Probleme wirksam anzugehen.

Evidenzbasierte Entscheidungsfindung:

- Die Überwachung und Bewertung der Cannabislegalisierung sollte sich an den Grundsätzen einer evidenzbasierten Entscheidungsfindung orientieren, bei der Daten und Forschungsergebnisse die Grundlage für politische Entscheidungen und Interventionen bilden. Durch eine sorgfältige Bewertung der Wirksamkeit, Gerechtigkeit und unbeabsichtigten Folgen der Cannabispolitik können politische Entscheidungsträger Verbesserungsbereiche identifizieren und die Vorschriften verfeinern, um die gewünschten Ergebnisse zu erzielen.

Förderung der öffentlichen Gesundheit und Sicherheit:

Strategien zur Risikominderung:

- Überwachungs- und Bewertungsbemühungen sollten die öffentliche Gesundheit und Sicherheit in den Vordergrund stellen, indem die Auswirkungen der Cannabislegalisierung auf Schlüsselindikatoren wie Cannabiskonsumraten, cannabisbedingte Krankenhausaufenthalte, Verkehrsunfälle und den Zugang von Jugendlichen zu Cannabis bewertet werden. Durch die Identifizierung potenzieller Risiken und Schwachstellen können politische Entscheidungsträger gezielte Interventionen und Strategien zur Schadensminderung umsetzen, um gefährdete Bevölkerungsgruppen zu schützen und negative Folgen abzumildern.

Stärkung und Wohlbefinden der Gemeinschaft:

- Die Legalisierung von Cannabis sollte als ganzheitliches Unterfangen angegangen werden, bei dem das Wohlergehen von Einzelpersonen und Gemeinschaften im Vordergrund steht. Überwachungs- und Bewertungsbemühungen sollten die sozialen, wirtschaftlichen und ökologischen Auswirkungen der Legalisierung berücksichtigen, einschließlich der Auswirkungen auf marginalisierte Gemeinschaften, Ungleichheiten beim Zugang und bei den Ergebnissen sowie Initiativen zur Stärkung der Gemeinschaft. Indem sie die Stimmen und Erfahrungen der Gemeinschaft in den Mittelpunkt stellen, können politische Entscheidungsträger sicherstellen, dass die Cannabispolitik Gleichheit, Gerechtigkeit und Widerstandsfähigkeit fördert.

Die Einrichtung eines Systems zur kontinuierlichen Überwachung und Bewertung ist für den Erfolg und die Nachhaltigkeit der Cannabislegalisierung in Deutschland von entscheidender Bedeutung. Durch das Sammeln und Analysieren von Daten, die Einbindung von Interessengruppen und die Anpassung von Richtlinien auf der Grundlage von Beweisen und Erfahrungen kann Deutschland die Komplexität der Legalisierung bewältigen und einen verantwortungsvollen, gerechten und integrativen legalen Cannabismarkt aufbauen, der die öffentliche Gesundheit, Sicherheit und das Wohlbefinden in den Vordergrund stellt. Durch kontinuierliches Lernen, Innovation und Zusammenarbeit kann Deutschland eine Vorreiterrolle bei der Gestaltung eines fortschrittlichen und zukunftsorientierten Ansatzes zur Cannabisregulierung einnehmen, der als Vorbild für andere Länder auf der ganzen Welt dient.

* 9 7 9 8 3 2 7 5 9 1 9 1 2 *